ESSEN MIT
BAUCHGEFÜHL

BASTIENNE NEUMANN

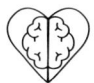

ESSEN MIT BAUCHGEFÜHL

MIT 12 EINFACHEN METHODEN
ZUR INTUITIVEN ERNÄHRUNG

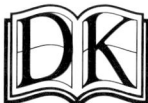

Inhalt

Feierabendküche
88

Snacks
126

Süßes & Drinks
146

Vorwort

Es ist immer wieder schön zu erleben, wenn jemand, der jahrelang in seinem Essverhalten gefangen war, sich mithilfe der intuitiven Ernährung daraus befreien konnte. Vor einigen Jahren war ich selbst noch dieser Jemand. Bevor ich zum intuitiven Esser wurde, war mein Ernährungsverhalten in erster Linie durch Verbote, Gewissensbisse und unkontrollierte Heißhungerattacken geprägt.

Ich hatte immer den Wunsch abzunehmen. Um das zu erreichen, habe ich haufenweise Diäten ausprobiert, habe mich selbst reglementiert und letztlich sogar Ernährungswissenschaften studiert, um meinem Ziel ein Stück näher zu kommen. Doch egal, was ich ausprobiert habe, ich bin immer wieder kläglich gescheitert. Theoretisch besaß ich das nötige Wissen, um meine Ernährung bis ins letzte Detail zu optimieren. Ich wusste genau, was ich essen durfte und wovon ich lieber die Finger lassen sollte, doch trotzdem scheiterte ich an der Umsetzung. Bis mir irgendwann klar wurde, dass mein Problem nicht darin bestand, was ich aß, sondern wie ich aß.

Bevor ich das erkannte, begleitete mich das Thema Ernährung jedoch den ganzen Tag. Ich dachte über jeden Bissen nach und verurteilte mich, wenn ich meinen eigenen Vorsätzen mal nicht gerecht wurde. Ich ärgerte mich so sehr, dass ich immer strenger und disziplinierter wurde. Bei all dem Ehrgeiz vergaß ich meinen Körper und meine Bedürfnisse völlig. Sobald mein Körper nach irgendetwas verlangte, ignorierte ich diese Signale und versuchte, standhaft zu bleiben. Die Diskrepanz zwischen meinen eigenen Ansprüchen und meinen körperlichen Bedürfnissen führte jedoch regelmäßig zu Heißhungerattacken, wodurch ich mich von meinem Ziel immer weiter entfernte. Es war eine endlose Spirale ins Unglück. Doch irgendwann erreichte ich einen Punkt, an dem ich erkannte, dass ich mit dieser Vorgehensweise nicht weiterkommen würde. Nachdem ich jahrelang mit dem Kopf durch die Wand wollte, fing ich erstmals an, mein Essverhalten zu hinterfragen. Wieso greife ich in bestimmten Situationen eigentlich zum Essen, obwohl ich gar nicht hungrig bin? Und woher kommt dieser Impuls, der mich immer wieder zum Essen verführt? In diesem Moment verstand ich erstmals, dass das reine Wissen rund um die Ernährung nicht alles ist. Die meisten von uns wissen genau, wie die optimale Ernährung aussieht. Der Haken ist, dass kaum jemand

Irgendwann wurde mir klar, dass mein Problem nicht darin bestand, was ich aß, sondern wie ich aß.

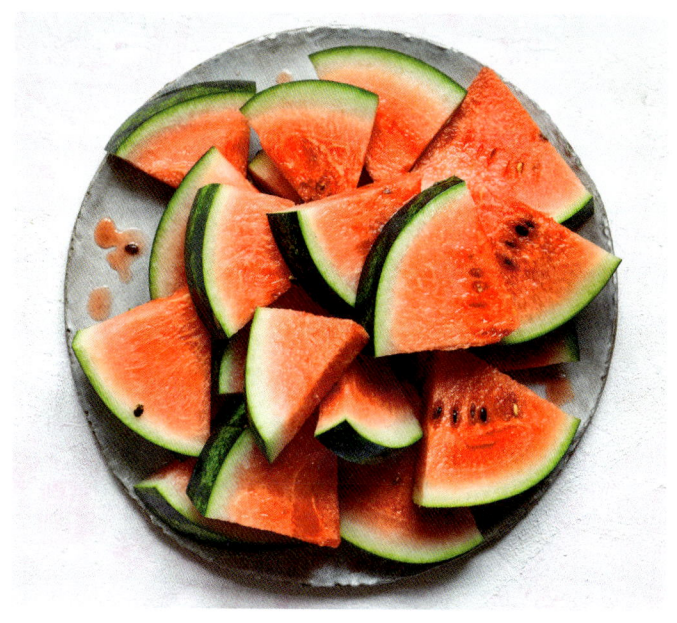

*Essen darf Spaß machen
und soll es auch.*

weiß, wie wir dieses Wissen umsetzen können, da wir uns selbst und unser Essverhalten nicht verstehen.

Ich erkannte auch, dass das Abnehmen nicht der zentrale Punkt ist. Es ist vielmehr der Nebeneffekt eines natürlichen, gesunden Essverhaltens. So änderte ich meine Mission von »ich möchte so schnell wie möglich Gewicht verlieren« in »ich möchte eine gesunde Beziehung zum Essen aufbauen, die mich langfristig auch zu einem gesunden Körpergewicht bringt«. Also startete ich meine Reise. Anstatt mir selbst Regeln aufzuerlegen, hörte ich auf meinen Körper und hinterfragte meine Essimpulse. War ich wirklich hungrig oder aß ich nur aus Gewohnheit oder aufgrund von Emotionen? Ich lernte, meine inneren Signale wieder zu verstehen und meiner Intuition zu vertrauen, was mein Ernährungsverhalten im positiven Sinne stark veränderte. Erstmals empfand ich wieder Freude am Essen und verlor die Angst, etwas falsch zu machen. Denn alles, was ich wissen musste, um mich richtig zu ernähren,

trug ich bereits in mir, ich musste einfach nur genau hinhören.

Nun habe ich es mir zur Aufgabe gemacht, diese Erfahrungen weiterzugeben, um anderen Leuten dabei zu helfen, wieder eine gesunde Beziehung zum Essen aufzubauen. Essen darf Spaß machen und soll es auch. Durch den ständigen Verzicht und die Reglementierungen nehmen wir uns viel Lebensfreude und machen uns den Alltag unnötig schwer. Mit diesem Buch möchte ich ein Zeichen setzen. Wir müssen Schluss machen mit selbst auferlegten Verboten und starren Regeln bezüglich unserer Ernährung. Wir tragen bereits alle Ressourcen in uns, um ganz intuitiv ein gesundes Ernährungsverhalten zu erreichen. Daher brauchen wir auch keine Regeln. Außerdem soll dieses Buch als Inspiration dienen und ein Bewusstsein dafür schaffen, dass du alles essen darfst – solange du darauf achtest, wie du isst. Blättere also mit Vergnügen durch die tollen Rezeptseiten und freue dich auf all die Leckereien!

Ich wünsche dir viel Spaß beim Lesen, Kochen und vor allem beim intuitiven Essen.

Bastienne

Was heißt *intuitive* Ernährung?

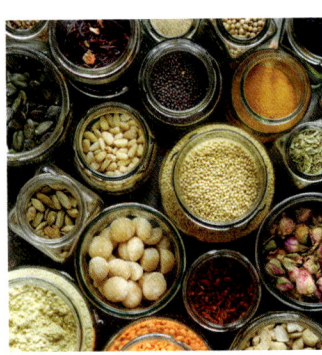

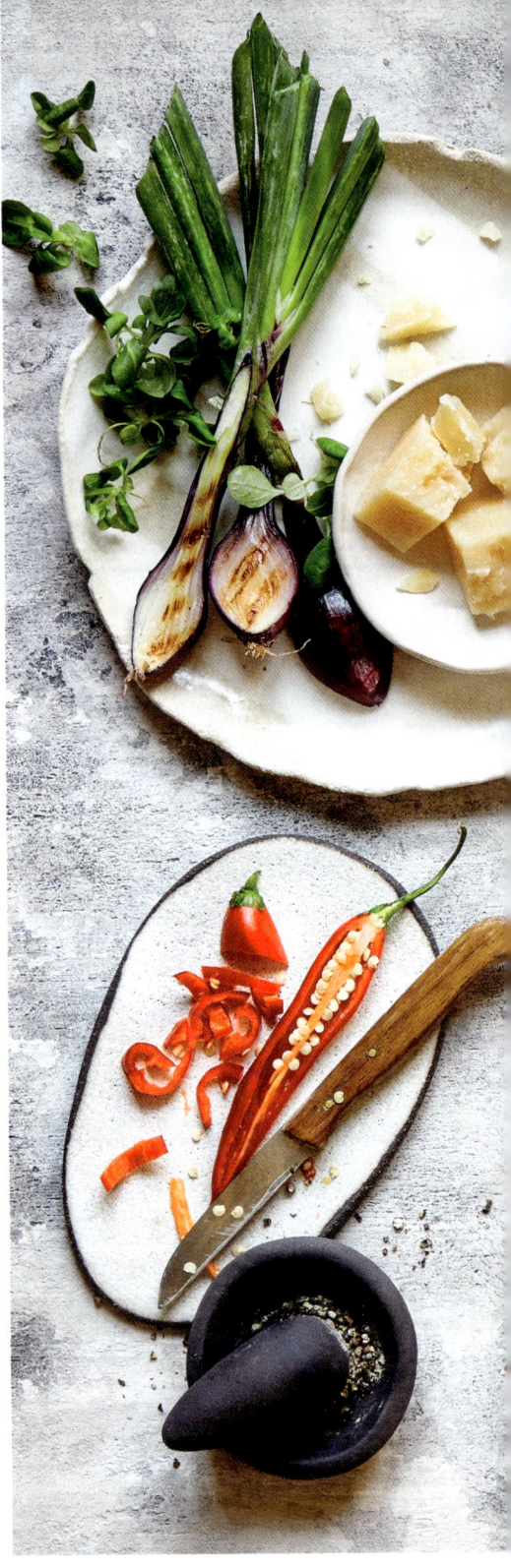

Intuitiv zu essen, ist gar nicht so leicht, wie es scheinen mag. Verschiedene Faktoren beeinflussen uns bei unseren Entscheidungen, was wir wann essen und wie viel davon. Wir müssen lernen, uns von Regeln und Diäten zu verabschieden und wieder auf unseren Körper zu hören. Dieses Kapitel hilft dir, Hintergründe zu verstehen und den richtigen Weg einzuschlagen. Die Wissenshäppchen im Buch geben dir konkrete Tipps für die Umsetzung an die Hand.

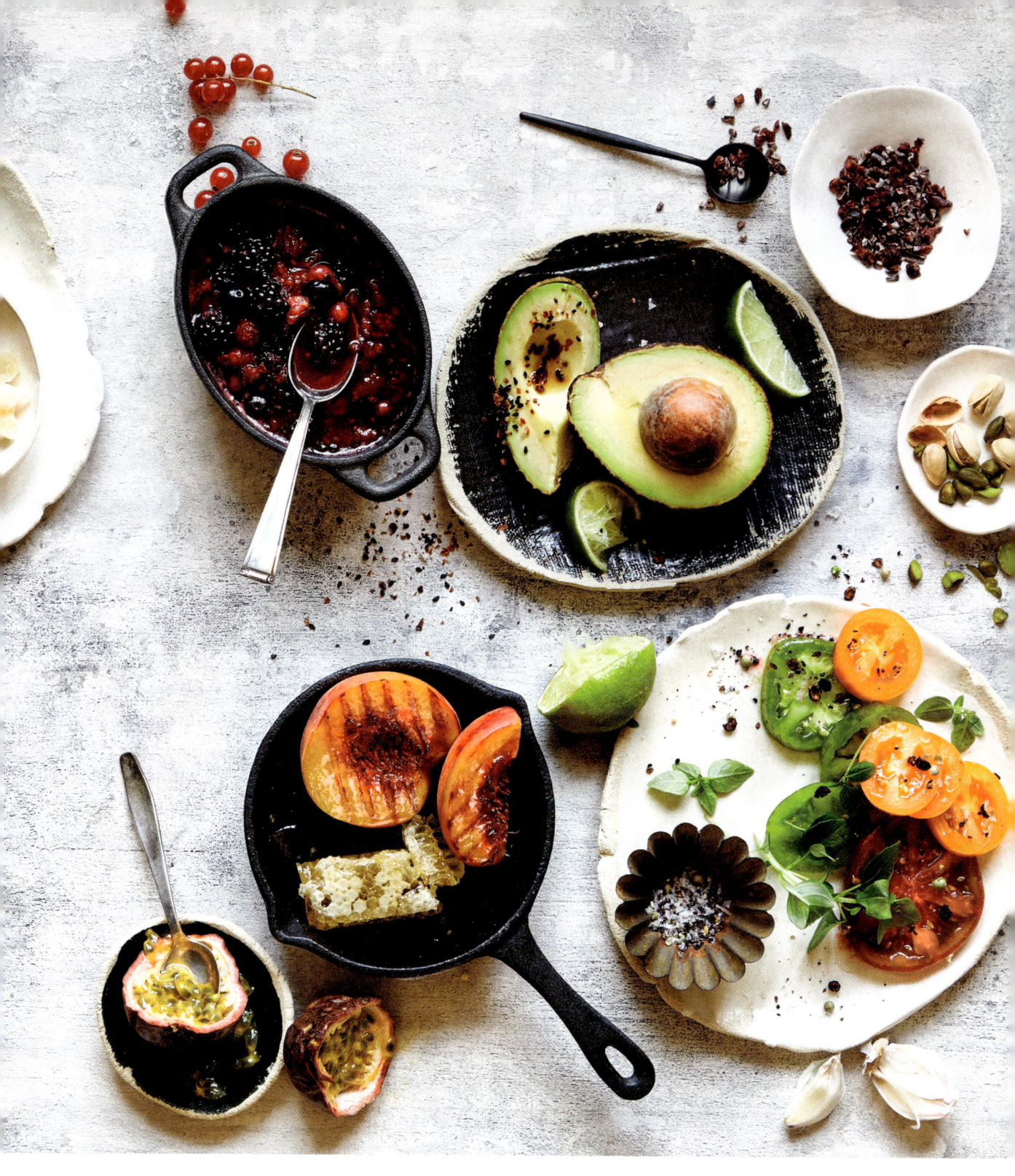

D as Wort »intuitiv« bedeutet so viel wie »aus dem Bauch heraus«. Wenn wir uns also intuitiv entscheiden, etwas zu tun, müssen wir nicht lange abwägen, ob diese Entscheidung richtig oder falsch ist. Es ist vielmehr so, als hätten wir einen »inneren Kompass«, der genau weiß, welcher Weg der richtige für uns ist. Wir alle tragen diesen Kompass in uns. Allerdings verlernen wir im Laufe des Lebens häufig, diesen auch zu benutzen.

Es gibt jedoch Bereiche in unserem Leben, in denen wir unserer Intuition noch vollkommen vertrauen und dementsprechend aus dem Bauch heraus handeln. Unser Schlafverhalten zählt in der Regel dazu. Haben wir beispielsweise die Möglichkeit, am Wochenende auszuschlafen, sind wir meist intuitive Schläfer. Das heißt, wir schlafen so lange, bis wir von ganz allein aufwachen, indem uns der innere Kompass vermittelt, dass wir genug geschlafen haben. Umgekehrt ist es am Abend. Recht eindeutig spüren wir, wenn unser Körper nach Schlaf verlangt – wir werden müde und gehen ins Bett. Ohne diese körperlichen Signale zu bewerten oder sie anzuzweifeln, folgen wir ihnen, da wir intuitiv wissen, was unser Körper in dieser Situation braucht. Dabei ist es unwesentlich, ob andere Leute in derselben Situation genauso fühlen und handeln wie wir. Die äußeren Umstände sind völlig belanglos, da wir intuitiv wissen, was unser Körper in diesem Moment benötigt.

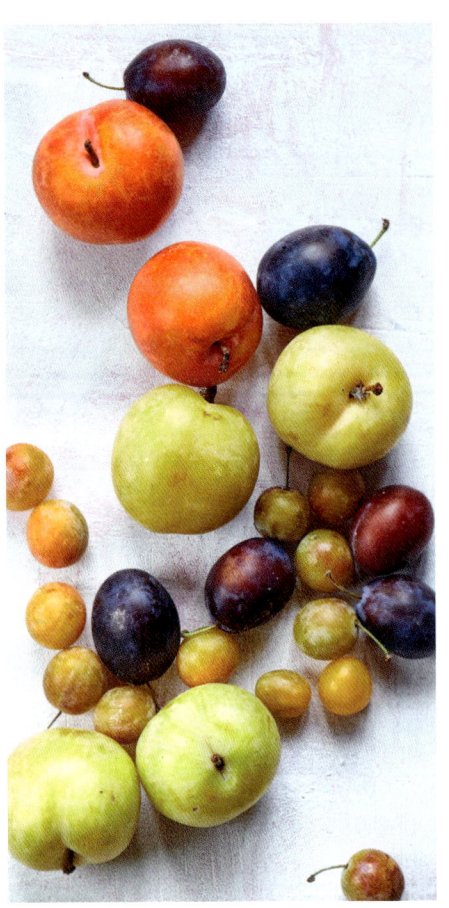

DER INNERE KOMPASS – NUR EIN MYTHOS ODER GIBT ES IHN WIRKLICH?

Der innere Kompass ist ein Sinnbild für alles, was uns unbewusst leitet. Zum einen können dies Wertvorstellungen sein, die wir uns im Laufe des Lebens angeeignet haben. Sie helfen uns dabei, Entscheidungen aus dem Bauch heraus zu treffen, ohne lange nachdenken zu müssen. Zum anderen können das aber auch unsere Hormone sein, die uns wie ein innerer Kompass leiten.

Im Falle des intuitiven Schlafes sind es vorrangig Hormone, die uns dazu veranlassen, ins Bett zu gehen,

Der innere Kompass weiß genau, welcher Weg der richtige für uns ist.

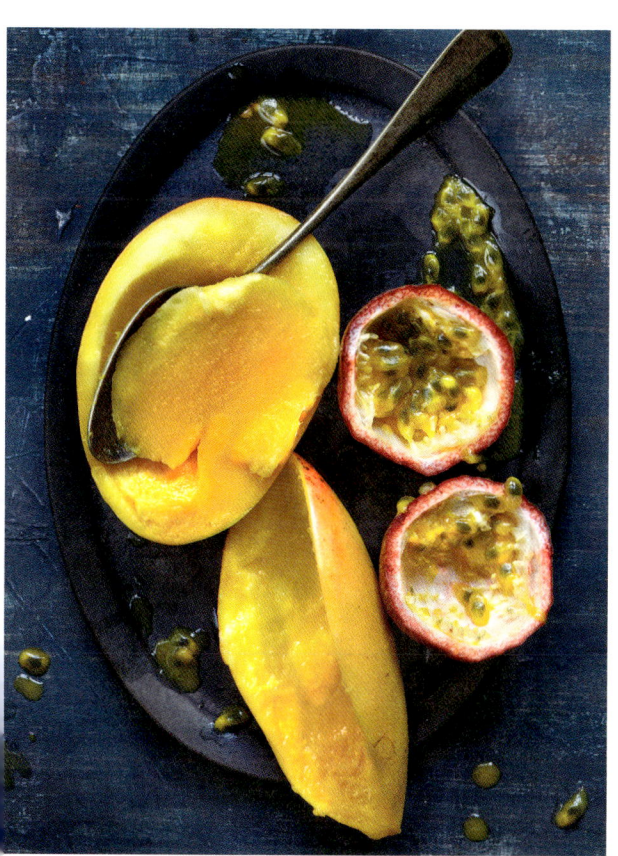

wenn wir müde sind – und aufzuwachen, sobald wir genug geschlafen haben. Hormone sind biochemische Botenstoffe, mit deren Hilfe Informationen in unserem Körper transportiert werden. Auf diese Weise können Hormone viele Körperfunktionen regulieren. Sie haben eine sehr starke Wirkung, man könnte fast behaupten, dass sie uns fremdsteuern. Wir sind nahezu machtlos, wenn uns der Körper durch die Hormonfreisetzung vermittelt, dass wir müde sind und Schlaf brauchen. Nur mit eisernem Willen und starker kognitiver Kontrolle können wir uns der Wirkung der Hormone zeitweise widersetzen. Früher oder später wird der Körper jedoch einfordern, was er braucht. Ob wir wollen oder nicht, unsere Augen werden dann von ganz allein zufallen.

Versuchen wir entgegen unserer körperlichen Signale zu handeln, indem wir beispielsweise wach bleiben, obwohl wir intuitiv spüren, dass wir Schlaf benötigen, bringen wir unseren Hormonhaushalt ins Ungleichgewicht. Es werden immer mehr Hormone freigesetzt, die uns das Gefühl von Müdigkeit vermitteln. In den folgenden Tagen wird das Schlafverhalten dadurch höchstwahrscheinlich stark durcheinandergeraten: Wir schlafen länger, als gewohnt, sind früher müde und haben möglicherweise einen unruhigen Schlaf. Es dauert einige Zeit, bis wir uns davon erholen und der Hormonhaushalt wieder ins Gleichgewicht kommt.

VERGLEICH: SCHLAFEN & ESSEN

Wieso schreibe ich in einem Buch über intuitive Ernährung nun überhaupt über das Thema Schlaf? Wahrscheinlich haltet ihr dieses Buch nicht in den Händen, weil ihr lernen möchtet, wie ein gesunder Schlafrhythmus funktioniert und wie ihr intuitive Schläfer werdet. Dennoch nutze ich das Beispiel des Schlafes hier, da es verdeutlicht, wie leicht das Leben sein kann, wenn wir intuitiv auf unseren Körper hören und dementsprechend handeln. Wenn wir ins Bett gehen, sobald uns die Hormone vermitteln, dass wir müde sind, und am nächsten Morgen aufwachen, wenn unser Körper genug Schlaf bekommen hat, fühlen wir uns energiegeladen für den kommenden Tag. Wir haben keine Probleme beim Aufstehen, keine Durchhänger am Nachmittag, keine Einschlafprobleme am Abend und unsere Gedanken drehen sich nicht ständig um den Schlaf.

Der Grund, weshalb ich an dieser Stelle so ausführlich über den intuitiven Schlafrhythmus berichte, liegt darin, dass die Nahrungszufuhr ganz ähnlich wie der Schlaf reguliert wird und es viele Parallelen gibt. Genau wie der Schlaf wird die Nahrungszufuhr ebenfalls von Hormonen gesteuert, den Hunger- und Sättigungshormonen. Haben wir wenig gegessen, werden vermehrt Hungerhormone ausgeschüttet. Sie veranlassen uns dazu, mehr zu essen, bis unser Körper die Menge bekommen hat, um ausreichend versorgt zu sein. Ist dieser Zustand erreicht, werden Sättigungshormone ausgeschüttet, die dafür sorgen, dass wir uns wohl und gesättigt fühlen. Der Impuls, mehr essen zu wollen, lässt somit nach. Der Körper ist also in der Lage, sich über die Hormonausschüttung mitzuteilen und die Nahrungszufuhr somit zu regulieren. Schaffen wir es, diese Körpersignale wahrzunehmen und nur dann zu essen, wenn wir wirklich hungrig sind, und aufzuhören, sobald die Sättigung eintritt, sind wir intuitive Esser.

INTUITIVES ESSEN KÖNNTE SO LEICHT SEIN, WENN DA NICHT …

Am Anfang unseres Lebens sind wir alle intuitive Esser. Das Essen dient vorrangig der reinen Sättigung. Wir haben weder ein verstärktes Verlangen nach bestimmten Lebensmitteln, noch haben wir das Bedürfnis, über unsere Sättigungsgrenze hinaus zu essen. Wir essen nur dann, wenn wir hungrig sind, und hören auf, sobald wir Sättigung verspüren. Wir richten uns also ganz nach unseren inneren Reizen und lassen uns durch äußere Reize kaum beeinflussen. Im Laufe des Lebens kommen jedoch immer mehr Komponenten dazu, die das Essverhalten verändern. So werden wir im Kindesalter vielleicht für gute Schulnoten mit Schokolade belohnt

Das Drei-Komponenten-Modell nach Pudel und Westenhöfer

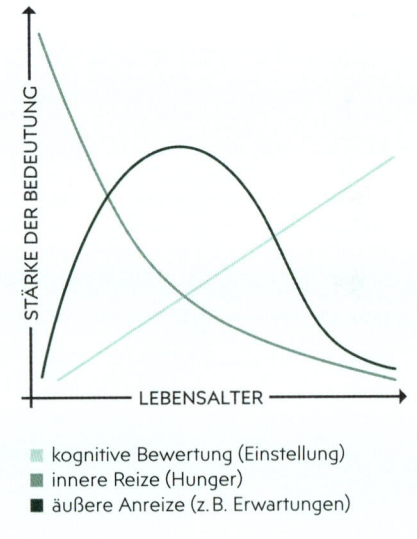

Drei-Komponenten-Modell

kognitive Bewertung (Einstellung)
innere Reize (Hunger)
äußere Anreize (z. B. Erwartungen)

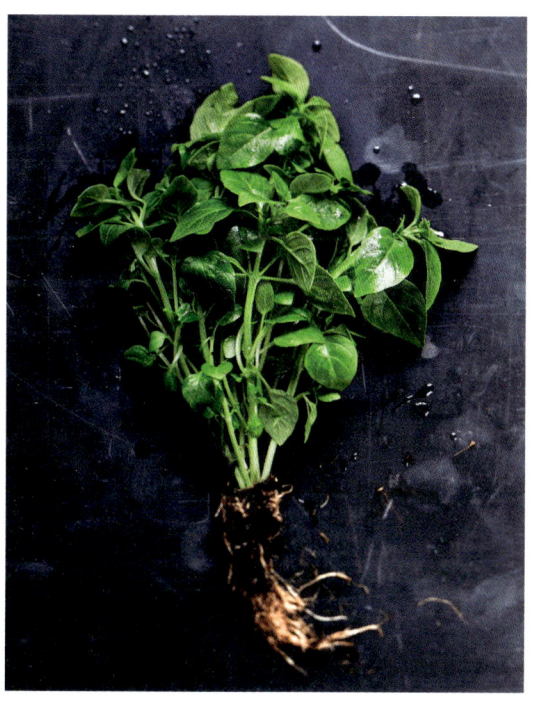

und bekommen ein Eis, wenn wir brav das Zimmer aufgeräumt haben. Bestimmte Lebensmittel bekommen somit eine besondere Bedeutung für uns. Wir fangen an, Schokolade und Eis mit Anerkennung zu verknüpfen. Besonders in emotionalen Tiefphasen, in denen wir an uns selbst zweifeln, tut uns Anerkennung gut. Da wir dieses Gefühl unbewusst mit bestimmten Lebensmitteln verbinden, ist das Verlangen danach besonders groß. Wir verlangen also nicht nach Schokolade bzw. nach Eis, weil wir hungrig sind, sondern weil wir diese Lebensmittel mit bestimmten Erinnerungen verknüpfen und damit zunächst für emotionale Befriedigung sorgen.

Ein weiteres Beispiel für die Beeinflussung der Nahrungsaufnahme von außen ist das gesellschaftliche Bild, dem wir entsprechen möchten. Es gibt in unserer Gesellschaft Vorstellungen davon, was und vor allem wie viel Frauen und Männer essen. Während Frauen vermeintlich eher zu leichten Lebensmitteln greifen und nur kleine Portionen essen, geht man bei Männern davon aus, dass sie es deftig mögen und große Portionen verdrücken. Natürlich hat dies nicht viel mit der Realität zu tun. Dennoch ist es in vielen Köpfen verankert und wird oftmals nachgeahmt, um möglichst weiblich bzw. männlich zu wirken. So ist es unwahrscheinlich, dass eine junge Frau beim ersten Date mit einem attraktiven Mann ein riesiges Schnitzel mit einer doppelten Portion Pommes bestellt. Unabhängig davon, wie groß ihr Hunger ist, wird die Wahl wohl eher auf einen kleinen Salat mit Hähnchenbrust fallen. Das heißt: Die Essensauswahl wird nicht aufgrund innerer Reize getroffen, sondern aufgrund des Bildes, dem wir entsprechen möchten.

Die Bedeutung der äußeren Reize wird im Laufe des Lebens immer wichtiger. Erst, wenn die kognitive Kontrolle mit fortschreitendem Alter stärker wird, lässt die Bedeutung der äußeren Reize langsam wieder nach. Die Wahrnehmung der inneren Reize nimmt indes stetig ab, wir entfernen uns also immer weiter davon, ein intuitiver Esser zu sein, und werden immer mehr durch kognitive Kontrolle gesteuert (siehe Drei-Komponenten-Modell).

Warum wir verlernt haben, unseren Körper zu verstehen

Die kognitive Kontrolle lässt sich auch als bewusste, rationale Steuerung unseres Verhaltens definieren. In Bezug auf unser Essverhalten bedeutet eine starke kognitive Kontrolle, dass wir strikten Regeln und Strukturen folgen. Die Anzahl der Mahlzeiten kann ebenso wie eine vermehrte bzw. verminderte Aufnahme bestimmter Makronährstoffe oder die Uhrzeit, zu der wir essen, ganz bewusst von uns festgelegt werden. Wir vertrauen beim Essen also nicht mehr auf Hunger und Sättigung, sondern treffen die Entscheidungen allein mit dem Kopf.

Für viele ist das größte Ziel, das Essverhalten auf diese Weise kontrollieren zu können. Und sich dabei weder durch innere noch äußere Reize beeinflussen zu lassen. Denn eine starke Kontrolle bedeutet, dass es keine unerwünschten Überraschungen gibt. Haben wir unser Essverhalten voll und ganz im Griff, können wir es bis ins kleinste Detail optimieren. Den unerwünschten Pfunden kann dadurch im Handumdrehen der Kampf angesagt werden. Wir überlassen somit nichts dem Zufall und arbeiten rund um die Uhr an unserer Disziplin, um unsere selbst auferlegten Regeln befolgen zu können. Doch ist dieses Verhalten langfristig wirklich sinnvoll?

WARUM UNS DIÄTEN MAGISCH ANZIEHEN

Eine solche Ernährungsweise, die sich stark an bestimmten Regeln orientiert und vorrangig kognitiv gesteuert wird, ist im deutschsprachigen Raum weitestgehend als Diät bekannt. Meist halten wir Diät, um Gewicht zu verlieren, weil wir mit unserem eigenen Körper unzufrieden sind. Die Medien sowie die Gesellschaft geben uns ein Idealbild vor, dem wir vermeintlich entsprechen müssen, um endlich unser persönliches Glück finden zu können. Gleichzeitig wird uns vermittelt, dass es kaum möglich ist, ein erfülltes Leben zu führen, ohne diesem Bild gerecht zu werden. Die Lösung für diese Problematik wird von den Medien direkt mitgeliefert: Diäten! Diäten beinhalten genaue Spielregeln, an die wir uns halten müssen, um unser Gewicht zu reduzieren. Und tatsächlich wird das Einhalten dieser Spielregeln nach kurzer Zeit meist mit einer Gewichtsreduktion belohnt.

Bevor wir uns jedoch das erste Mal mit einer Diät auseinandersetzen, geht oft eine Periode der Frustration voraus, in der wir versuchen, unsere Figurprobleme auf eigene Faust in den Griff zu bekommen. Häufig versuchen wir, einfach etwas weniger zu essen, um hier

Diät ist keine Lösung

Statt in Diäten die Lösung für deine körperliche Unzufriedenheit zu suchen, fang lieber an, auf deinen Körper zu achten, seine Signale zu verstehen und danach zu handeln und zu essen.

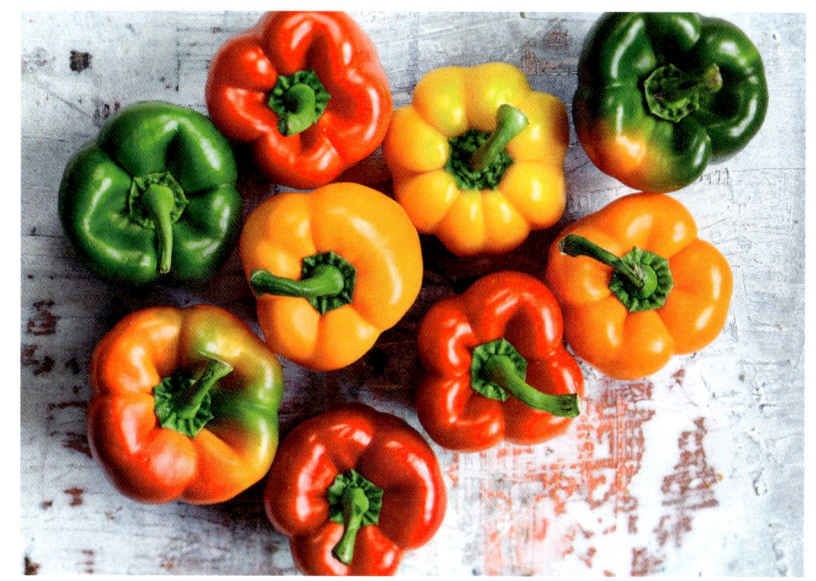

Sind strenge Kontrolle und Disziplin für eine gesunde Ernährung langfristig sinnvoll?

und da Kalorien einzusparen, ohne dabei festen Regeln zu folgen. Scheitern wir daran und essen trotz der guten Vorsätze weiter über unsere Sättigungsgrenze hinaus, sind wir häufig frustriert und lassen uns entmutigen. Wir verlieren den Glauben an uns selbst und das Vertrauen in unseren eigenen Körper. In dieser Phase suchen wir häufig nach Hilfe im Außen, da wir das Gefühl haben, uns im Kreis zu drehen und diesem Kreis aus eigener Kraft nicht entfliehen zu können. Schnell stoßen wir bei dieser Suche auf Diäten. Durch die genauen Vorschriften bezüglich der Ernährungsweise, gekoppelt mit großen Versprechungen, schöpfen wir durch Diäten erstmals wieder Hoffnung, unser Ziel doch erreichen zu können. Zudem ist es eine große Erleichterung, nicht mehr alleine für die Ernährung und das Körpergewicht verantwortlich zu sein. Durch das Einhalten einer Diät können wir die Verantwortung ein Stück weit abgeben und verlassen uns auf die Expertise und die Erfahrungen anderer. Mit einer Diät fühlen wir uns also viel sicherer. Wir haben das Versprechen eines Erfolges und wir

bekommen einen genauen Plan an die Hand. Eine Kombination, die uns Mut macht und uns magisch anzieht.

Es gibt eine riesige Bandbreite an Diäten. Von »Low Carb« über »FDH« bis hin zu »Schlank im Schlaf« bietet der Markt eine große Auswahl an Diäten mit verschiedenen Konzepten an. Dennoch basieren sie alle auf ein und demselben Prinzip. Um eine Gewichtsabnahme zu erzielen, müssen wir eine negative Energiebilanz erreichen. Das heißt, wir müssen weniger Kalorien zu uns nehmen, als wir benötigen. Um diese negative Energiebilanz zu erreichen, geben Diäten genaue Regeln vor, die meist einen strengen Verzicht beinhalten. Wer eine Low-Carb-Diät hält, muss beispielsweise weitestgehend auf Brot, Nudeln und Reis verzichten. Und wer FDH macht, darf nur noch die Hälfte der ursprünglichen Menge essen, unabhängig davon, wie hungrig er ist. So ziemlich jede Diät kann dabei mit Erfolgsgeschichten werben, wodurch sie sehr attraktiv für uns erscheint. Doch was machen solche starren Regeln mit unserem Ernährungsverhalten auf lange Sicht?

ENTGEGEN DER INTUITION

Gehen wir zurück zum Beispiel des intuitiven Schlafens. Wer auf seine Körpersignale hört und dann schlafen geht, wenn der Körper danach verlangt, hat in der Regel ein sehr gesundes Schlafverhalten und steht am nächsten Morgen munter auf. Was würde jedoch passieren, wenn wir bewusst in dieses natürliche Schlafverhalten eingreifen und strikte Regeln einführen, um unser Schlafverhalten somit vermeintlich zu optimieren? Diese Regeln könnten beispielsweise folgendermaßen lauten:

1. Du darfst erst ins Bett gehen, wenn der Mond den höchsten Punkt am Himmel erreicht hat.

2. Du musst alle zwei Stunden aufstehen und fünf Minuten spazieren gehen.

3. Du musst jeden Morgen um 6.17 Uhr aufstehen.

Natürlich sind diese Regeln frei erfunden und haben keinen positiven Effekt auf das Schlafverhalten. Das Beispiel soll lediglich verdeutlichen, was passieren würde, wenn wir intuitive Vorgänge durch kognitive Steuerung beeinflussten.

Die stärkste kognitive Steuerung hat schwache Momente, in denen körperliche Bedürfnisse wieder die Oberhand gewinnen.

Wenn wir nach einem langen Arbeitstag erschöpft nach Hause kommen, möchten wir am liebsten direkt ins Bett fallen. Aufgrund der Regeln müssen wir jedoch damit warten, bis der Mond den höchsten Punkt am Himmel erreicht hat. Durften wir dann endlich einschlafen, klingelt alle zwei Stunden der Wecker. Durch die Spaziergänge in der Nacht sind wir am nächsten Morgen völlig erschöpft und müde, wenn der Wecker um 6.17 Uhr zum Aufstehen mahnt. Einige Tage können wir trotz Schlafmangel gut überstehen, da wir motiviert sind, mit diesen Regeln unser Schlafverhalten zu optimieren. Unsere kognitive Steuerung ist also sehr stark. Früher oder später holt uns die Müdigkeit jedoch ein, und der Körper holt sich, was er braucht. Nachdem wir tagelang gegen unsere Müdigkeit angekämpft haben und den ganzen Tag ans Schlafen gedacht haben, schlummern wir irgendwann gegen unseren Willen ein. Dann dauert der Schlaf wegen des Schlafmangels oft viel länger als üblich. Merken wir beim Aufwachen, dass wir unseren Vorsätzen nicht gerecht geworden sind, sind wir enttäuscht und wollen noch strenger mit uns sein. Es beginnt also ein Teufelskreis – wir folgen strengen Regeln, um unser Schlafverhalten zu optimieren, und entfernen uns dadurch immer weiter von unseren inneren Signalen. Der Alltag dreht sich nur noch um das Thema »Schlaf«, und dennoch fühlen wir uns ständig erschöpft und ausgelaugt.

DIE SCHATTENSEITE DES DIÄTENWAHNS

Was sich wie eine sehr kuriose Geschichte anhört, ist in Wahrheit der Alltag vieler Menschen in Bezug auf ihr Essverhalten. Wir starten die erste Diät mit einer positiven Absicht – wir wollen unser Ernährungsverhalten optimieren, um abzunehmen und ein gesundes und zufriedenes Leben zu führen. Doch nur selten erreichen wir damit den Durchbruch, sodass wir schnell eine zweite und eine dritte Diät starten. Von jeder Diät behalten wir einige Spielregeln im Kopf bei, und es dauert nicht lange, bis wir zu jedem Lebensmittel und jeder Ernährungsform eine Regel parat haben. Unbeschwertes Essen wird somit quasi unmöglich. Wer alles reglementiert und in ständigem Verzicht lebt, wird schnell von seinen Bedürfnissen eingeholt und greift dann doch zum Essen. Das liegt zum einen an der starken Wirkung der Hormone, die einfordern, was der Körper braucht, und zum anderen an unserer Psyche. Der Mensch findet Verbote nämlich häufig sehr attraktiv und neigt dazu, ihnen in einem unbeobachteten Augenblick nachzugeben.

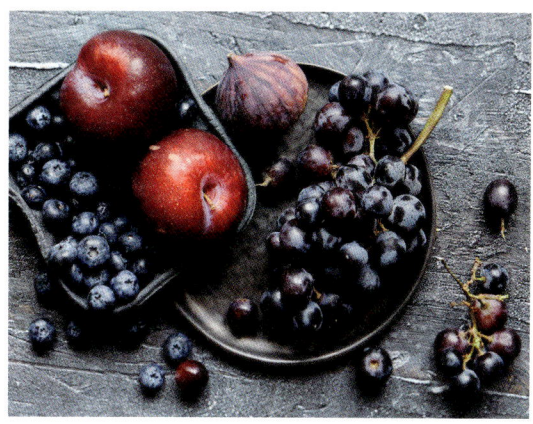

Dahinter steckt vor allem das Prinzip der Reaktanz – fühlen wir uns in unserer Freiheit eingeschränkt, tendieren wir dazu, Verbote und Regeln zu brechen. Die Antwort auf ein Essverbot ist somit häufig eine unkontrollierte Essattacke. Dabei essen wir weit über unsere Sättigungsgrenze hinaus, um unser Defizit auszugleichen und präventiv für die nächste Hungerphase zu »bunkern«. Meist folgen Gewissensbisse und Selbstvorwürfe, da wir uns durch die Essattacken wieder von unserem Ziel, der Gewichtsabnahme, entfernt haben. Also nehmen wir uns vor, noch disziplinierter und kontrollierter zu sein. Doch je mehr wir uns mit Ernährung beschäftigen, desto mehr verzweifeln wir daran. Unsere Gedanken drehen sich nur noch darum, und wir haben große Angst, erneut zu versagen. Denn schnell müssen wir erkennen, dass selbst die stärkste kognitive Steuerung schwache Momente hat, in denen körperliche Bedürfnisse wieder die Oberhand gewinnen. Es entsteht ein Teufelskreis, der uns unglücklich macht, viel Zeit und Kraft kostet und sich nicht mal auszahlt, da wir aufgrund des Heißhungers keine Gewichtsreduktion erreichen.

Man kann also sagen, dass die kognitive Steuerung der Ernährung in Form von Diäten kurzzeitig zwar sinnvoll erscheint, langfristig jedoch negativ ist und unserem Essverhalten nachhaltig schadet. Denn durch Dauer-Diäten können wir Hunger- und Sättigungssignale nicht mehr sensibel wahrnehmen. Obwohl die Hormone nach wie vor ausgeschüttet werden, können wir diese Signale nicht mehr deuten, da wir sie zu lange verdrängt haben. Dadurch essen wir häufig über unsere Sättigung hinaus, sofern wir uns nicht bewusst reglementieren. Die kognitive Steuerung unserer Nahrungsaufnahme wird somit zu einer großen Aufgabe, da wir es schaffen müssen, unseren Körper bedarfsdeckend zu versorgen, ohne auf seine Bedürfnisse einzugehen. Wir haben uns also zum kompletten Gegenteil des intuitiven Essers entwickelt. Unser Ernährungsverhalten wird unbeständig, braucht strikte Regeln, nimmt viel Platz in unserem Leben ein und frustriert uns, da wir unser Ziel trotz aller Bemühungen nicht erreichen.

Warum die intuitive Ernährung so wertvoll ist

Wer langfristig und nachhaltig abnehmen möchte, sollte sich von Diäten endgültig verbschieden. Eine Diät ist im Grunde genommen nichts anderes als eine Symptombekämpfung. Nehmen wir über einen längeren Zeitraum zu, gibt es in der Regel einen tiefer liegenden Grund dafür. Das können negative Emotionen, Stress, ein fehlendes Selbstwertgefühl oder schlechte Angewohnheiten sein. Kurz gesagt, äußere Faktoren, die unser Essverhalten beeinflussen. Wir wählen häufig den einfacheren Weg und versuchen, diese Faktoren durch kognitive Steuerung zu überlagern. Allerdings ist diese für emotionale Schwankungen sehr anfällig. Es wird uns also immer wieder passieren, dass wir Heißhungerattacken bekommen, solange wir das zugrunde liegende Problem nicht lösen. Dass wir vermehrt essen, wenn wir uns emotional labil fühlen, hängt vor allem damit zusammen, dass essen Glückshormone in uns freisetzt. Es ist also eine Art Kompensationsstrategie, die die Probleme zeitweise betäubt. Solange wir die Ursache jedoch nicht an der Wurzel packen, sondern nur die Symptome mit

Diäten sind Symptombekämpfung. Erkannt werden müssen tiefer liegende Ursachen.

Hilfe einer Diät behandeln, werden wir mit großer Wahrscheinlichkeit immer wieder rückfällig. Es ist somit fast unmöglich, auf diese Weise ein natürliches und gesundes Essverhalten zu entwickeln. Doch wie sähe eine alternative, durchdachte Lösungsstrategie aus?

DER INTUITIVE ESSER

Wir alle haben diesen einen Freund, der es schafft, dann mit dem Essen aufzuhören, wenn er satt ist. Unabhängig davon, wie lecker das Essen schmeckt, kann sich dieser eine Freund beherrschen und stoppt mit dem Essen, sobald er genug hat. Häufig sitzen wir daneben und bewundern dieses Essverhalten, während wir unseren Teller leer essen, obwohl wir gar keinen Hunger mehr verspüren. Doch wie schaffen es diese Leute, intuitiv auf ihren Körper zu hören, sodass sie mühelos aufhören zu essen, sobald sie angenehm satt sind?

Laut des Drei-Komponenten-Modells, das die Beziehung zwischen den inneren Reizen, den äußeren Reizen und der kognitiven Steuerung beschreibt, unterliegt das Essverhalten im Erwachsenenalter vorrangig der kognitiven Steuerung. Demnach können nur Kinder intuitiv essen. Allerdings handelt es sich dabei lediglich um ein Modell, das nicht auf jeden gleichermaßen zutrifft. Abhängig von der Erziehung, dem Umfeld, der Zufriedenheit mit sich selbst und der eigenen Einstellung zum Essen, kann die Bedeutung der verschiedenen Komponenten in diesem Modell von Person zu Person variieren.

Jemand, der schon im Kindesalter von seinen Eltern dazu angehalten wurde, seinen Teller stets leer zu essen, wird im weiteren Leben wahrscheinlich vor allem durch äußere Reize wie gesellschaftliche Normen und Erwartungen gesteuert, während jemand, der bereits in jungen Jahren unzufrieden mit seinem eigenen Körper war und schon früh seine ersten Abnehmversuche startete, höchstwahrscheinlich eine besonders stark ausgeprägte kognitive Steuerung entwickeln wird. Unser Freund hingegen, der es schafft, mit dem Essen aufzuhören, sobald er ein Sättigungsgefühl wahrnimmt, handelt vorrangig intuitiv. Vermutlich hat das Thema Ernährung bei ihm noch nie eine große Rolle gespielt, da er in seinem bisherigen Leben weder von innen heraus noch von außen her motiviert war, jemals in sein natürliches Ernährungsverhalten einzugreifen. Er vertraut voll und ganz seinen inneren Reizen und steuert nicht bewusst dagegen an.

Doch wie fast immer im Leben gibt es auch im Ernährungsverhalten kein Schwarz und Weiß. Niemand isst ausschließlich intuitiv, kognitiv oder wird nur durch äußere Reize gesteuert. Dennoch hat eine dieser Komponenten meist das Sagen.

Wie du schon weißt, führt die kognitive Kontrolle langfristig oft nur dazu, dass wir selbst auferlegte Verbote brechen, da wir unseren körperlichen Bedürfnissen häufig nicht gerecht werden. Zudem macht uns die Psyche schnell einen Strich durch die Rechnung. Auch äußere Faktoren wie gesellschaftliche Normen bestimmen unser Ernährungsverhalten, sind aber nur selten sinnvoll. Auch sie entsprechen nicht unseren Bedürfnissen und setzen uns zusätzlich unter Druck. Doch was würde passieren, wenn wir unser Ernährungsverhalten in erster Linie

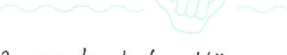

Wann hat der Körper genug?
Achte beim Essen darauf, wann du deinen Sättigungspunkt erreicht hast (siehe auch Seite 130), und höre dann auch auf zu essen. Der Rest schmeckt auch am nächsten Tag noch.

nach unseren inneren Signalen richteten? Ist es überhaupt möglich, sich auf diese Weise ausgewogen zu ernähren oder sogar abzunehmen?

ESSEN, SO VIEL DER KÖRPER BRAUCHT

In einer Zeit, in der es gang und gäbe ist, bei Mahlzeiten Punkte oder Kalorien zu zählen, fällt es schwer zu glauben, dass es möglich ist, auch ohne eine externe Kontrolle das Gewicht zu halten oder sogar abnehmen zu können. Viel zu groß ist die Angst vor versteckten Kalorienbomben. Doch noch vor wenigen Jahrzehnten war all das Wissen rund um Kalorien und Co. bei weitem nicht so verbreitet wie heute. Dennoch haben es die meisten Menschen zu dieser Zeit geschafft, sich so zu ernähren, dass sie weder unter- noch übergewichtig waren. Sie hatten keine Ahnung, welche Auswirkungen bestimmte Lebensmittel auf den Körper haben. Die einzige Kontrollinstanz waren ihre inneren Signale. Da jegliches Wissen fehlte, vertrauten sie also völlig auf ihren Körper, der stets bemüht ist, gesund zu sein und somit auch ein gesundes Körpergewicht anstrebt. Sicher hat sich seither einiges verändert. So ist die Lebensmittelauswahl stark gewachsen, und viele ungesunde,

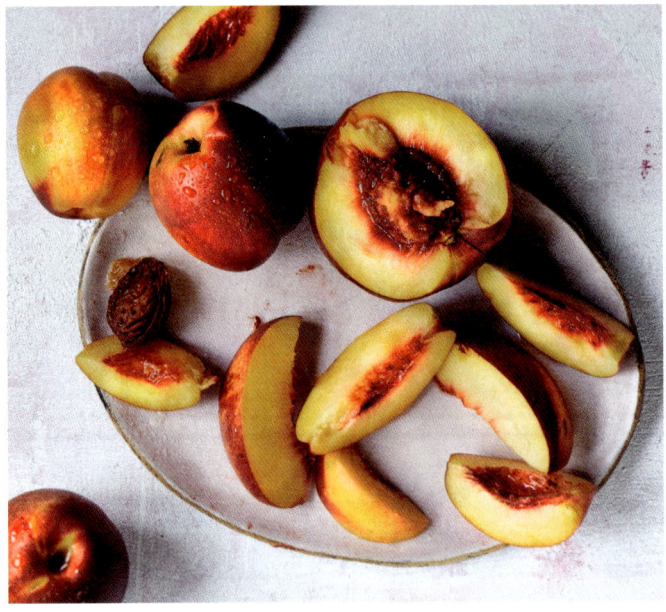

zuckerhaltige Produkte sind heute in allen Supermarktregalen zu finden. Gleichzeitig ist es vielen Leuten immer wichtiger geworden, dem vermeintlichen Idealbild zu entsprechen, wodurch das Ernährungsverhalten vermehrt durch Diäten bestimmt wird. Doch all diese Faktoren haben entweder einen Einfluss auf die kognitive Steuerung der Nahrungsaufnahme oder stellen einen äußeren Reiz dar. Sind wir jedoch im Stande, uns primär auf unsere inneren Signale zu beziehen, können wir das Essverhalten unabhängig von äußeren Umständen steuern – auch heute noch.

Doch wie soll der Körper es überhaupt schaffen, die Nahrungszufuhr so zu kontrollieren, dass wir nicht ständig ab- oder zunehmen, sondern ein gesundes Körpergewicht halten?

DIE REGULATION DER NAHRUNGSZUFUHR

Unser Körper ist ein Wunderwerk mit vielen Mechanismen, die völlig unbemerkt rund um die Uhr ablaufen und uns auf diesem Wege ein unbeschwertes Leben ermöglichen. Auch die Nahrungszufuhr wird durch genau solche Mechanismen gesteuert. Dabei unterscheidet man zwischen der kurzfristigen und der langfristigen Regulation der Nahrungsaufnahme.

Bei der kurzfristigen Regulation spielen vor allem Magen- und Dünndarmfüllung eine tragende Rolle. An der Magenwand haben wir Rezeptoren, die die Dehnung des Magens messen. Je nachdem, ob der Magen voll ist oder nicht, werden Informationen von diesen Rezeptoren ins Gehirn geschickt, wodurch wir das

Hunger- oder Sättigungsgefühl wahrnehmen. Durchschnittlich haben feste Nahrungsbestandteile eine Verweildauer von ein bis sechs Stunden im Magen, ehe der nun entstandene Speisebrei schubweise in den Dünndarm gelangt. Auch der Dünndarm sendet Informationen aus, die dem Gehirn mitteilen, wie viel Speisebrei sich darin befindet. Ist er gefüllt, werden vor allem Sättigungshormone ausgeschüttet. Ist der Dünndarm hingegen weitgehend leer, werden Hungerhormone freigesetzt. Der Verdauungsvorgang im Dünndarm dauert sieben bis neun Stunden. Das heißt, die kurzzeitige Nahrungsregulation bezieht sich höchstens auf die Sättigungsregulation eines einzelnen Tages. Sie ist dafür verantwortlich, dass wir nach einem ausgiebigen Frühstück zur Mittagszeit noch keinen oder nur sehr leichten Hunger verspüren, da unser Verdauungstrakt noch immer gefüllt ist. Umgekehrt gilt auch: Haben wir am Vortag nur sehr wenig gegessen, merken wir am nächsten Morgen beim Frühstück, dass wir besonders viel essen können.

Die langfristige Regulation der Nahrungsaufnahme hingegen hat nichts mit dem Verdauungstrakt zu tun, sie hängt vor allem von der Menge des Körperfettes ab. Lange Zeit ging man davon aus, dass das Fettgewebe neben der Speicherfunktion keine weiteren Aufgaben hat. Heute weiß man jedoch, dass die Fettzellen Leptin produzieren. Leptin ist ein Hormon, das das Hungergefühl dämpft. Je mehr Fettdepots wir also haben, desto mehr Leptin wird produziert und freigesetzt. Übergewichtige Menschen haben also eine höhere Leptinkonzentration im Körper und somit ein gedrosseltes Hungergefühl. Bei untergewichtigen Menschen liegt dagegen eine geringere Konzentration dieses Hormons vor, wodurch bei ihnen ein präsenteres Hungergefühl auftritt.

Alle Hormone, die durch eine kurzfristige und eine langfristige Regulation der Nahrungszufuhr freigesetzt werden, bilden somit die inneren Signale, die uns Hunger und Sättigung vermitteln. Schaffen wir es nun, diese Signale wahrzunehmen und uns nach ihnen zu richten, wird uns unser Körper auf diesem Weg von ganz alleine zu einem gesunden Körpergewicht führen, ohne dass wir eine weitere Kontrollinstanz wie beispielsweise das Punkte- oder Kalorienzählen benötigen.

ESSEN, WAS DER KÖRPER BRAUCHT

Neben der quantitativen Regulation der Nahrungsaufnahme, sprich der Menge, ist der Körper auch imstande, uns etwas über die Qualität, also die vorrangig benötigten Nährstoffe, mitzuteilen. Wir alle kennen Situationen, in denen wir vermehrt Lust auf etwas Süßes oder Salziges haben. Das starke Verlangen nach salzigen Lebensmitteln kann zum Beispiel das Resultat eines ins Ungleichgewicht geratenen Elektrolythaushalts sein. So etwas kann bei Sporteinheiten schnell passieren: Wenn wir stark schwitzen, verlieren wir dadurch viele Salze. Um den Elektrolythaushalt nun wieder ins Gleichgewicht zu bringen, verlangt der Körper automatisch und unmittelbar vor allem nach salzigen Lebensmitteln und Flüssigkeit.

Doch auch der Mangel an bestimmten Makronährstoffen (Eiweiße, Fette, Kohlenhydrate) bleibt nicht lange unbemerkt. Bei einer Low-Carb-Ernährung haben wir beispielsweise eine zu geringe Zufuhr an Kohlenhydraten. Selbst wenn wir unseren Kalorienbedarf durch Fette und Eiweiße decken, sendet der Körper weiterhin Hungersignale aus, da er in diesem Bereich einen Mangel hat. Zwar haben wir keinen Energiemangel an sich, aber es liegt ein Nährstoffdefizit vor. Und um dieses zu beheben, sorgt unser Körper dafür, dass wir vorrangig Lust auf kohlenhydrathaltige Lebensmittel wie Nudeln, Brot oder Kartoffeln bekommen.

Schaffen wir es also, uns intuitiv zu ernähren und unseren inneren Signalen zu folgen, stellt unser Körper zum einen sicher, dass wir weder zu viel noch zu wenig essen, und zum anderen, dass wir eine ausgewogene Nährstoffzusammensetzung zu uns nehmen.

Unser Körper ist ein Wunderwerk, das uns ein unbeschwertes Leben ermöglichen kann.

So werden wir wieder zu intuitiven Essern

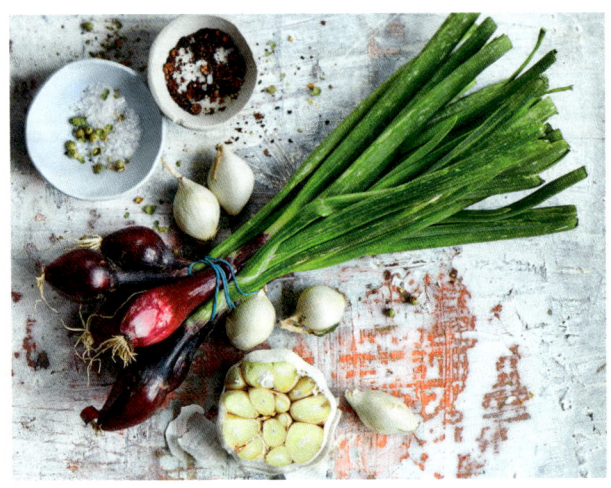

Wie so oft im Leben mangelt es auch beim Thema Ernährung nicht an Wissen – aber leider blockiert uns irgendetwas, und wir sind nicht in der Lage, dieses Wissen auch in die Tat umzusetzen. Selbst wenn wir uns der positiven Wirkung der intuitiven Ernährung bewusst sind und uns auch im Klaren darüber sind, wie diese funktioniert, scheitern wir dennoch häufig. Wir erwischen uns dabei, wie wir zum Essen greifen und weit über unsere Sättigungsgrenze hinaus essen, obwohl wir gar keinen Hunger haben. Und auch wenn wir entschlossen sind, uns nun endlich nach den inneren Signalen zu richten, kommt es trotzdem ab und zu vor, dass unkontrollierte Heißhungerattacken auftreten und wir wahllos den Kühlschrank plündern. Doch weshalb tun wir uns so schwer damit, unser Wissen umzusetzen, wenn wir doch eigentlich hochmotiviert sind?

ZUSAMMENHÄNGE VERSTEHEN

Unser Ernährungsverhalten ist hochkomplex und meist nehmen wir nur die Spitze des Eisbergs wahr. Wollen wir tatsächlich etwas verändern und uns mit der intuitiven Ernährung auseinandersetzen, ist es unabdingbar, zunächst das eigene Ernährungsverhalten zu verstehen. Wieso greifen wir eigentlich zum Essen, obwohl wir gar nicht hungrig sind, und woher kommt dieser innere Impuls, der uns immer wieder zum Essen verführt?

Im Grunde genommen handeln wir immer in bestmöglicher Absicht für uns selbst. Heißhungerattacken sind niemals gegen uns

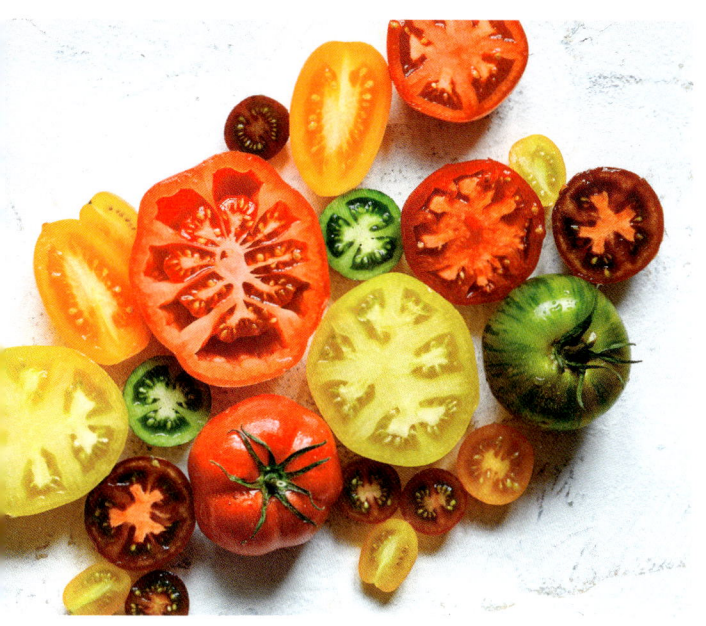

gerichtet, sondern sind nur ein Ventil, das uns dabei hilft, mit Herausforderungen in anderen Lebensbereichen klarzukommen. Sind wir überfordert, gestresst oder frustriert, kompensieren wir diese negativen Emotionen häufig mit Essen, denn Essen schüttet Glückshormone in uns aus, wodurch die jeweilige Situation erträglicher wird. Das heißt, dass das übermäßige oder ungesunde Essen häufig nur das Resultat eines tiefer liegenden Problems ist. Bevor wir uns also mit der konkreten Veränderung unseres Ernährungsverhaltens auseinandersetzen, sollten wir zuvor beobachten, ob es Ernährungsmuster gibt, die uns immer wieder einholen. Wodurch lassen wir uns beeinflussen, und welche äußeren Reize führen dazu, dass wir immer wieder mehr essen, als wir eigentlich brauchen? Neben den negativen Emotionen können das auch weitere Faktoren sein wie das Bedürfnis nach Belohnung, Geselligkeit, der Wunsch nach Zugehörigkeit oder schlichtweg Essen aus Gewohnheit.

Haben wir unseren Auslösereiz identifiziert, sollten wir uns überlegen, welche Alternativen zum Essen uns in der jeweiligen Situation weiterhelfen könnten. Essen wir beispielsweise, um negative Emotionen zu verdrängen, sollten wir stattdessen einen Weg finden, der das Problem an der Wurzel packt und endgültig löst, anstatt dieses nur mit Essen zu betäuben. Denn wenn Hunger nicht das Problem ist, kann Essen nicht die Lösung sein.

Stellen wir allerdings fest, dass wir häufig zum Essen greifen, um uns nach einem anstrengenden Tag zu belohnen, sollten wir versuchen, Aktivitäten zu finden, die uns ähnlich angenehm befriedigen wie das Essen, oder uns selbst hin und wieder durch kleine Geschenke und Aufmerksamkeiten zu verwöhnen.

Haben wir die äußeren Reize, die unser Ernährungsverhalten beeinflussen, erkannt und Wege gefunden, wie wir uns von diesen befreien können, sollten wir uns im nächsten Schritt mit der kognitiven Steuerung auseinandersetzen.

DIE DIÄTMENTALITÄT ABLEGEN

Ein weiterer Grund, weshalb wir wieder und wieder an der intuitiven Ernährung scheitern, ist unsere Diätmentalität. Haben wir über mehrere Jahre versucht, unser Ernährungsverhalten durch strenge Regeln, Verbote und Diäten zu kontrollieren, so ist diese Herangehensweise tief in uns verankert. Allerdings steht eine solche Diätmentalität in starkem Widerspruch zur intuitiven Ernährung. Denn solange wir vorrangig kognitiv entscheiden, was wir essen dürfen und was nicht, handeln wir gegen unsere inneren Signale. Doch wie schaffen wir es, diese Diätmentalität abzulegen, um endlich wieder befreit essen zu können und zu einem natürlichen Essverhalten zurückzukehren?

Im allerersten Schritt ist es wichtig zu erkennen, mit welchen Regeln und Verboten wir unsere Diätmentalität aufrechterhalten. Verbieten wir uns, bestimmte Lebensmittel zu essen? Halten wir starre Strukturen bei der Anzahl der Mahlzeiten ein? Oder haben wir es uns zur Regel gemacht, dass wir ab einer gewissen Uhrzeit nichts mehr essen dürfen? Oft sind diese Verbote mit tiefen Glaubenssätzen verbunden. Haben wir uns jahrelang nach der Low-Carb-Diät ernährt, sind wir vermutlich absolut überzeugt, dass Kohlenhydrate dick machen. Haben wir hingegen lange Kalorien gezählt, befürchten wir sofort, die Kontrolle über unser Essverhalten zu verlieren, sobald wir mit dem Zählen aufhören. Diese Glaubenssätze können zum einen durch die Medien oder unser Umfeld suggeriert werden und zum anderen aus eigenen Erfahrungen hervorgehen. Haben wir bereits zuvor erlebt, dass wir ohne strikte Regeln übermäßig viel essen, halten wir aus Angst, rückfällig zu werden, an diesen Regeln fest.

Da sich selbst auferlegte Regeln und Verbote im Ernährungsverhalten jedoch der intuitiven Ernährung widersprechen, ist es so wichtig, sich von genau diesen Glaubenssätzen zu befreien. Andernfalls überlagert die kognitive Steuerung die Wahrnehmung der inneren Signale. Glaubenssätze können wir nur auflösen, indem wir uns vom Gegenteil überzeugen. Haben sich Glaubenssätze aufgrund von Informationen aus den Medien oder durch Freunde gebildet, sollten wir diesen nochmals auf den Grund gehen. Vor allem in der Ernährungsbranche werden viele Halbwahrheiten verkauft, die uns verunsichern und verängstigen. Denn von genau dieser Verunsicherung und diesen Ängsten profitiert die Industrie, da sie uns im

Wenn Hunger nicht das Problem ist, kann Essen nicht die Lösung sein.

gleichen Augenblick eine vermeintliche Lösung anbietet. Ganz nach dem Motto »Kohlenhydrate machen dick und sind ungesund – kaufen Sie hier unseren Low-Carb-Ratgeber«. Doch kein Lebensmittel ist an sich schlecht und führt dazu, dass wir auf der Stelle krank oder dick werden, wenn wir uns dieses hin und wieder erlauben. Bevor wir uns also an unseren starren Regeln und Verboten festklammern, weil uns zu Ohren gekommen ist, dass diese die ultimative Lösung sind, sollten wir diese Information nochmals überprüfen und uns gegebenenfalls vom Gegenteil überzeugen.

Sind die Glaubenssätze jedoch aufgrund von negativen Erfahrungen entstanden, müssen wir uns selbst davon überzeugen, dass wir nicht erneut rückfällig werden, sobald wir sie ablegen. Durch die Auseinandersetzung mit der intuitiven Ernährung sind unsere Voraussetzungen nun nämlich ganz andere. Denn wir achten dabei bewusst auf äußere Reize, die unser Ernährungsverhalten möglicherweise beeinflussen. Gleichzeitig handeln wir vorrangig nach unseren inneren Reizen.

MIT UNSEREM KÖRPER ARBEITEN STATT GEGEN IHN

Die meisten Menschen, die auf Dauerdiät sind und Gewicht verlieren möchten, stehen auf Kriegsfuß mit ihrem eigenen Körper. Sie können sich nicht leiden und kämpfen seit eh und je gegen sich selbst an. Der eigene Körper wird regelrecht als Feind empfunden. Doch nicht nur das eigene Äußere wird dabei als Störfaktor wahrgenommen. Auch die Bedürfnisse des Körpers spielen eine entscheidende Rolle bei dieser Auseinandersetzung. Denn gerade wenn wir versuchen, unser Ernährungsverhalten mithilfe von harter Disziplin und Diäten zu kontrollieren, spielt unser Körper verrückt und verlangt nach allen möglichen Nahrungsmitteln. Wir haben dadurch das Gefühl, dass unser Körper ein »Nimmersatt« ist und uns ständig in die Quere kommt, sobald wir versuchen, unsere Ernährung auf die Reihe zu bekommen.

Doch wie verändert sich eigentlich der Blick auf die Dinge, wenn wir erkennen, dass der Körper niemals gegen uns, sondern immer nur für uns arbeitet? So ist das verstärkte Verlangen nach Essen während einer Diät im Prinzip nur ein Überlebensmechanismus des Körpers, der uns anzeigt, dass ein Mangel vorliegt. Der Körper ist also keineswegs ein Nimmersatt, ganz im Gegenteil! Denn sind wir mit ausreichend Nährstoffen und Energie versorgt, überkommt uns schnell ein Gefühl von angenehmer Sättigung und Zufriedenheit. Wollen wir also wieder eine gesunde Beziehung zum Essen aufbauen und ein natürliches Essverhalten zurückerlangen, geht kein Weg daran vorbei, mit unserem Körper zu arbeiten statt gegen ihn. Anstatt uns am laufenden Band zu kritisieren und zu verurteilen, ist es demnach viel besser, bewusst auf all die körperlichen Signale zu hören und nach ihnen zu handeln. Hunger und Sättigung sind dabei Wegweiser, die wie ein innerer Kompass funktionieren. Folgen wir diesem, werden wir auf lange Sicht neben einem unbeschwerten und befreiten Ernährungsverhalten auch ein gesundes Körpergewicht erhalten, mit dem wir uns wohlfühlen können. Genau deshalb sollten wir uns auf unseren Körper verlassen – er handelt immer in unserem Sinne!

FRIEDEN MIT DEM ESSEN SCHLIESSEN

Auch die Einstellung gegenüber dem Essen entwickelt sich über die Jahre häufig zu einer Hassliebe. Wir können nicht ohne, doch verfluchen uns, sobald wir zu viel oder zu ungesund essen. Doch auch hier gilt: Es gibt keine Lebensmittel, für die wir uns verurteilen müssen, wenn wir diese hin und wieder ganz bewusst genießen. Achten wir während des Essens wirklich auf unsere Körpersignale und lassen uns weder durch unsere kognitive Kontrolle noch durch äußere Reize beeinflussen, laufen wir auch nicht Gefahr, übermäßig viel zu essen, da uns der Körper rechtzeitig ein Stoppsignal geben wird.

Du brauchst also keine Angst vor dem Essen zu haben. Schließe Frieden damit und fange an, all die Köstlichkeiten, die dir geboten werden, wieder zu genießen – alles ist erlaubt. Die einzige Voraussetzung ist, dass du sehr achtsam isst, um deinen inneren Signalen folgen zu können. Dieses Buch wird dir neben tollen Rezepten und Inspirationen auch kleine Wissenshäppchen an die Hand geben, sodass du das intuitive Essen nach und nach in deinen Alltag integrieren kannst. Damit beginnt deine Reise zum intuitiven Esser.

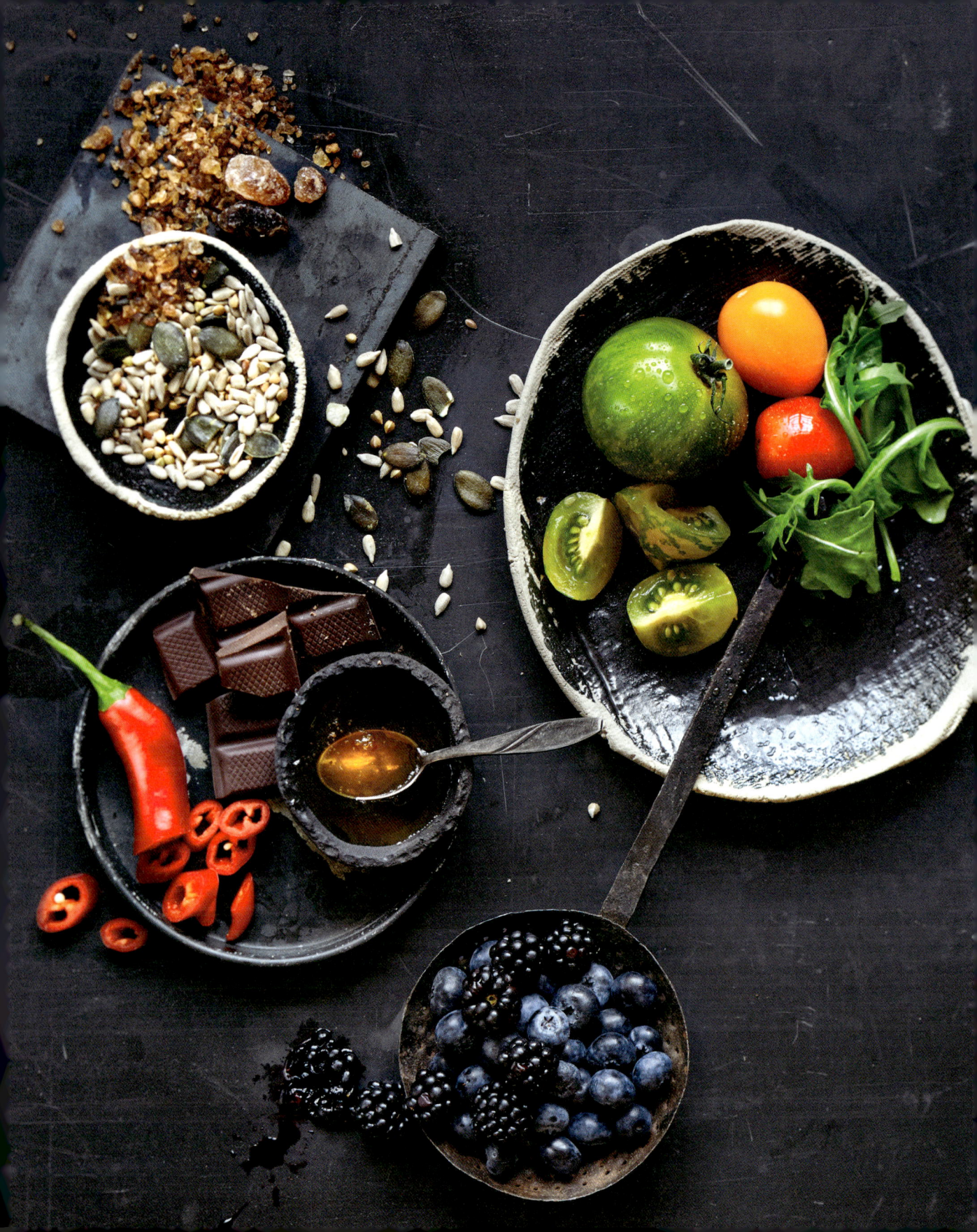

FRÜHSTÜCK

Deutschland ist die Frühstücksnation schlechthin. In kaum einem anderen Land wird so viel Wert auf die erste Mahlzeit des Tages gelegt. Doch nicht nur für die Wertschätzung des Frühstücks sind die Deutschen bekannt, sondern auch für das breite und bunt gemischte Angebot auf dem Tisch. Und genau das spiegelt dieses Kapitel wider. Es bietet eine große Auswahl an Rezepten: Von den Frühstücksklassikern bis hin zu ausgefallenen, exotischen Gerichten ist alles dabei.

FRÜHSTÜCKSEIERPFANNE

Shakshuka

*Einfach nur ein Frühstücksei? Wer mal eine neue Variation
ausprobieren möchte, sollte sich auf keinen Fall dieses
leckere Rezept mit Ei, Paprika und Tomate entgehen lassen.
Super simpel und unglaublich lecker!*

FÜR 1 PERSON
35 MINUTEN

1 rote Paprikaschote
½ Zwiebel
2 Knoblauchzehen
2 EL Olivenöl
¼ TL gemahlene
 Koriandersamen
¼ TL Paprikapulver edelsüß
¼ TL gemahlener
 Kreuzkümmel
¼ TL Chiliflocken
1 Dose stückige Tomaten
 (etwa 400 g)
Salz
frisch gemahlener schwarzer
 Pfeffer
2 Eier
½ Bund Petersilie
½ Bund Minze
einige rote Chiliringe,
 nach Belieben

Paprikaschote waschen, putzen und längs in Streifen schneiden. Zwiebel abziehen und in kleine Stücke schneiden. Knoblauch ebenfalls abziehen.

Das Öl in einer kleinen Pfanne erhitzen und Paprika, Zwiebel, Knoblauch und Gewürze darin etwa 10 Minuten dünsten, bis das Gemüse weich ist. Die Tomaten dazugeben und alles weiterköcheln lassen, bis die Flüssigkeit etwas eingekocht ist. Salzen und pfeffern.

Mit einem Holzlöffel zwei Mulden in die Tomatenmischung drücken. Eier einzeln aufschlagen und jeweils eins in eine Mulde gleiten lassen. Hitze reduzieren und die Tomatenmischung zugedeckt so lange köcheln lassen, bis das Eiweiß gestockt ist.

Inzwischen Petersilie und Minze waschen, trockenschütteln und klein hacken.

Die Pfanne vom Herd nehmen, Kräuter über den Pfanneninhalt geben, nach Belieben mit Chiliflocken nachwürzen und mit Chiliringen garnieren.

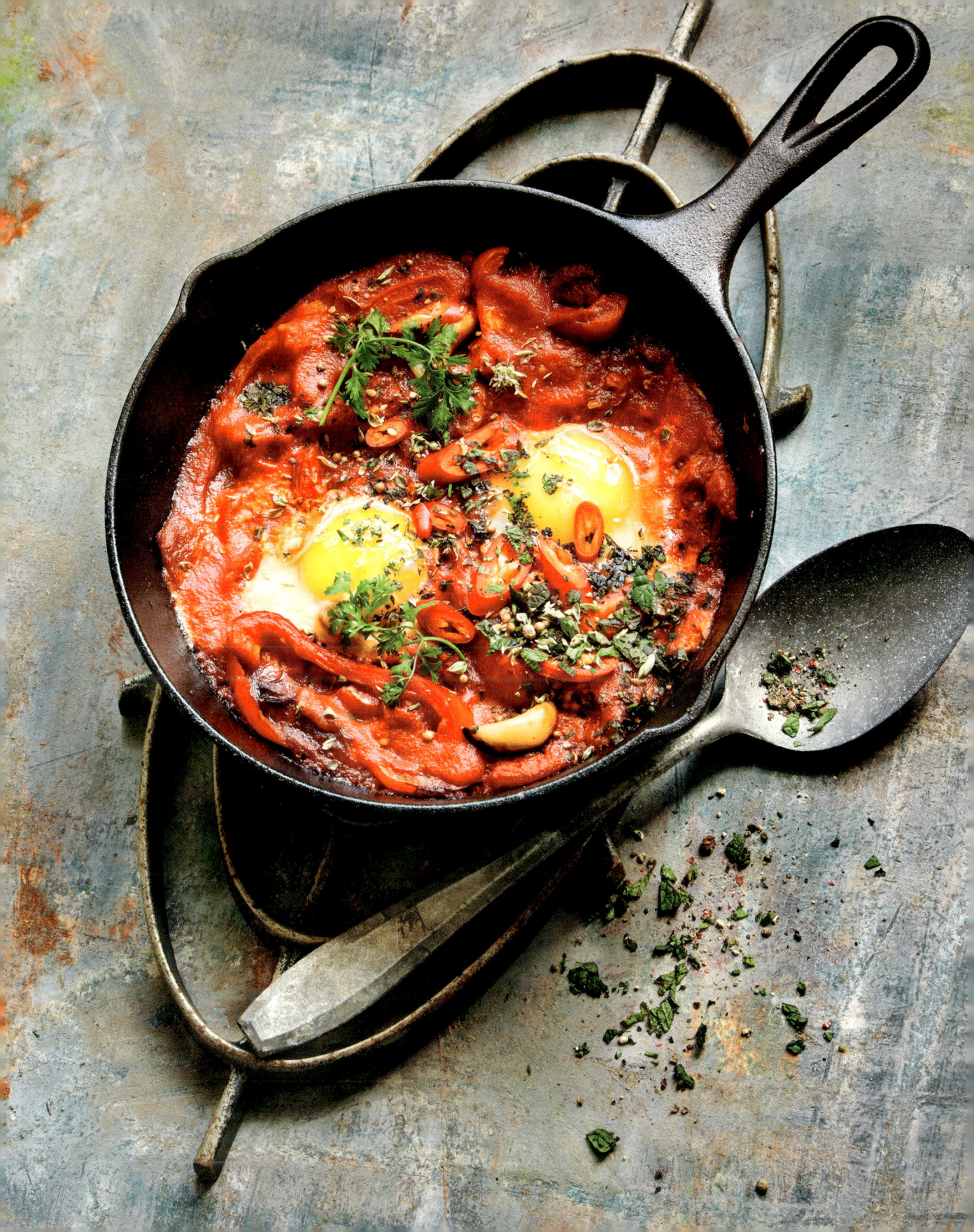

KARTOFFELRÖSTI-PIZZA

mit Zucchinistreifen

*Wer morgens schon etwas Warmes mag, wird die
Kartoffelrösti-Pizza mit Zucchinistreifen lieben! Das Rezept bietet eine
tolle Abwechslung zum Standardfrühstück, ist aber auch beim
nächsten Brunch eine kulinarische Überraschung!*

FÜR 2 PERSONEN
40 MINUTEN

500 g mehligkochende
  Kartoffeln
Meersalz
6 EL Sonnenblumenöl
100 g geriebener
  Gruyère-Käse
½ kleine Zucchini
½ TL Olivenöl
frisch gemahlener
  bunter Pfeffer
2 Eier
einige Stängel Oregano

Den Backofen auf 220 °C vorheizen. Kartoffeln schälen, waschen und grob raspeln. Auf ein sauberes Geschirrtuch legen, einrollen und gut ausdrücken. Die Kartoffelraspel mit 1 TL Meersalz würzen.

In einer Pfanne 2 EL Sonnenblumenöl erhitzen, die Hälfte der Kartoffelraspel darin mit einem Pfannenwender zu einer Rösti (Ø etwa 20 cm) formen. Rösti 3–4 Minuten braten, bis die Unterseite goldbraun ist. Wenden, 1 EL Sonnenblumenöl in die Pfanne geben. Dann 25 g Käse auf der Rösti verteilen, diese noch 3–4 Minuten braten, bis auch die andere Seite goldbraun ist und der Käse schmilzt. Auf ein mit Backpapier belegtes Blech legen. Ebenso eine zweite Rösti zubereiten.

Zucchini putzen, waschen und längs in dünne Streifen schneiden. Mit Olivenöl, 1 TL Meersalz und Pfeffer mischen. Die Streifen so auf den Rösti arrangieren, dass je ein Nest für ein Ei entsteht. Jeweils 25 g Käse auf jeder Pizza verteilen. Die Pizzas etwa 1 Minute im Ofen backen, bis der Käse schmilzt.

Eier einzeln aufschlagen. Je 1 Ei in ein Nest gleiten lassen. Weitere 6–7 Minuten backen, bis das Eiweiß fest, aber das Eigelb noch flüssig ist. Falls die Rösti-Ränder zu dunkel werden, diese mit etwas Alufolie abdecken.

Oregano waschen, trockenschütteln und die Pizzas damit garnieren.

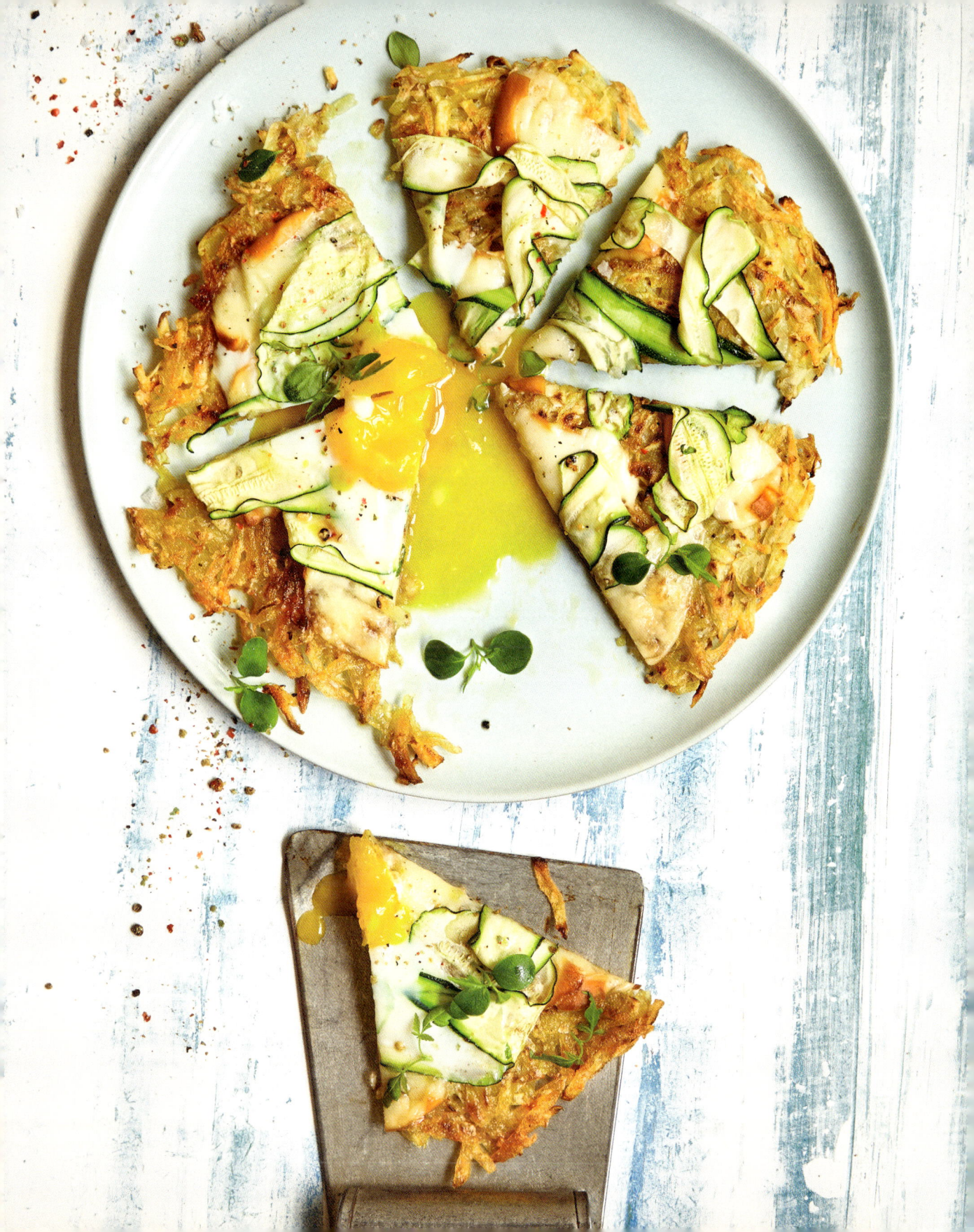

EIERSALAT

im Fladenbrot

Selbst gemacht schmeckt immer besser – so auch beim Eiersalat.
Er ist schnell zubereitet und damit eine echte Konkurrenz zu den
Fertig-Brotaufstrichen aus der Kühltheke. Mit frischen Kräutern
kann man ihn dann noch ganz nach Gusto variieren.

FÜR 2 PERSONEN
20 MINUTEN

4 Eier
Eiswürfel
½ kleine rote Zwiebel
1–2 Frühlingszwiebeln
2 EL Mayonnaise
2 EL Crème fraîche
2 TL Dijon-Senf
¼ TL Salz
frisch gemahlener
  weißer Pfeffer
2 Scheiben dünnes Fladen-
  brot (wahlweise mit
  Kräutern)
Schnittlauchröllchen und
  gehackte Petersilie,
  nach Belieben

Die Eier in einen Topf mit Wasser geben und das Wasser zum Kochen bringen. Den Topf vom Herd nehmen, Deckel auflegen und die Eier 12 Minuten stehen lassen.

Danach die Eier sofort für 5 Minuten in eine Schüssel mit einem Eisbad aus sehr kaltem Wasser und Eiswürfeln geben. Aus dem Eisbad nehmen, pellen und in kleine Stücke schneiden.

Inzwischen die Zwiebel abziehen und fein hacken. Die Wurzel der Frühlingszwiebeln abschneiden, die äußerste Schicht abziehen, trockene grüne Enden abschneiden und die Zwiebeln in Ringe schneiden.

In einer Schüssel erst Mayonnaise, Crème fraiche und Senf gut verrühren, dann Eistückchen und Zwiebeln untermischen und alles mit Salz und Pfeffer abschmecken.

Die Fladenbrotscheiben in einer Pfanne ohne Fett kurz anrösten und auf einen Teller legen. Den Eiersalat jeweils auf eine Hälfte geben und die Brote drüberklappen. Nach Belieben mit Schnittlauchröllchen und gehackter Petersilie bestreuen.

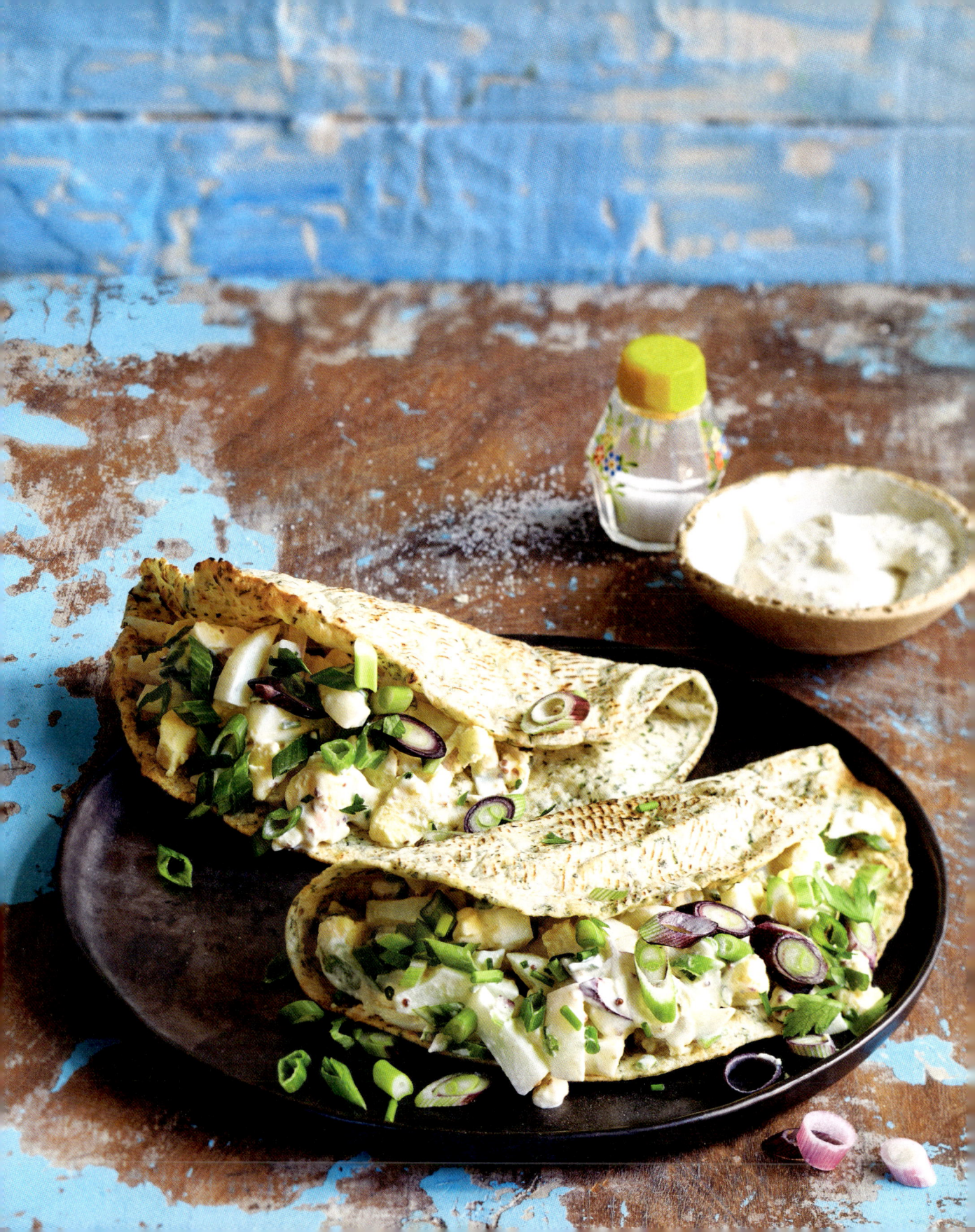

GREEN SCONES

*Scones gehören zu den Klassikern der englischen Tea Time
und haben auch mein Herz im Handumdrehen erobert. Durch eine
leichte Abwandlung und die Zugabe von Rucola und Käse passen
diese herzhaften Scones auch perfekt zum Kaffee am Morgen.*

**ERGIBT 12 STÜCK
25 MINUTEN**

250 g Mehl + mehr zum
  Verarbeiten
¼ TL Natron
1 TL Backpulver
½ TL Salz
½ TL Cayennepfeffer
2 Bund Rucola
100 g Bergkäse
150 g Schlagsahne
100 ml Mineralwasser mit
  Kohlensäure
1 Ei
1 EL getrocknete Kräuter
  oder Gewürze (Petersilie,
  Schnittlauch, Dill,
  Chiliflocken oder was
  gerade zur Hand ist)
150 g Quark
Salzbutter, nach Belieben

Den Backofen auf 200 °C vorheizen. Backpapier auf ein Backblech legen.

In einer Schüssel die trockenen Zutaten gut vermischen. Rucola waschen, trockenschleudern, Stiele entfernen und die Bätter grob zerzupfen. Bergkäse in 1 cm große Würfel schneiden. Beides unter die trockenen Zutaten mischen.

In einem Rührbecher Sahne mit Mineralwasser verrühren, dann nach und nach mit einem Kochlöffel langsam unter die trockenen Zutaten rühren, bis sich alles gerade vermischt hat, und der Teig locker und nicht zu feucht ist. Eventuell bleibt etwas Flüssigkeit übrig, je nachdem, wie viel das Mehl aufsaugt.

Eine Arbeitsfläche mit Mehl bestäuben und den Teig darauf locker zu einem Rechteck formen. Mit einem Messer einmal der Länge nach und viermal quer in zehn gleich große Stücke schneiden. Die Stücke auf das Backblech legen. Ei verquirlen und mit einem Pinsel auf der Oberseite der Teigstücke verstreichen. Diese 15–20 Minuten im Ofen backen, bis sie goldbraun sind.

Inzwischen die getrockneten Kräuter bzw. Gewürze unter den Quark rühren. Die noch warmen Scones mit dem Quark oder Salzbutter servieren.

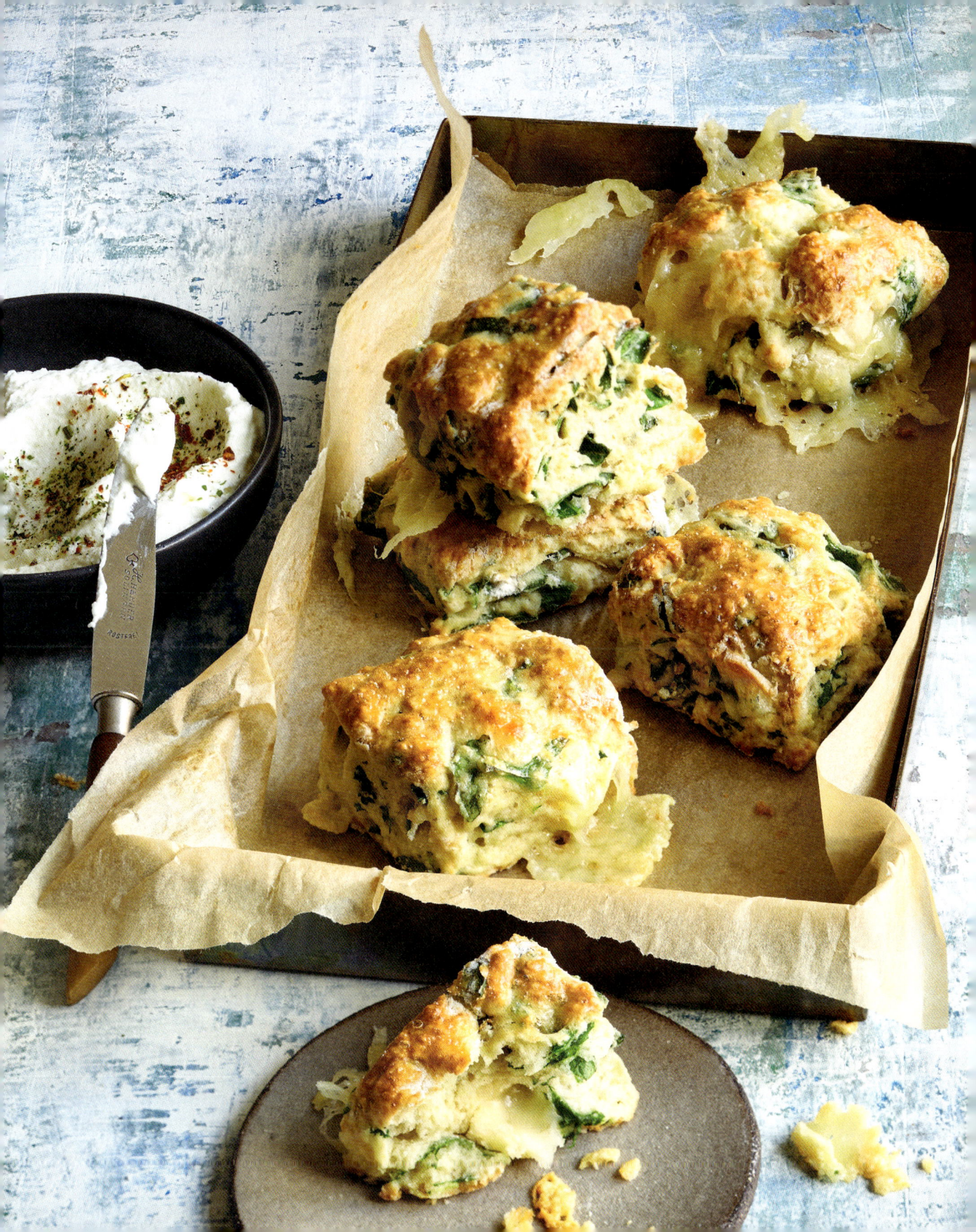

Selbstliebe

Den Körper anzunehmen und zu lieben, wie er ist, ist in der heutigen Gesellschaft gar nicht einfach. Zu viele vermeintliche Ideale werden uns tagtäglich präsentiert, denen wir nacheifern sollen und für die wir uns verändern sollen. Für einen gesunden Umgang mit dem Körper ist es aber essenziell, ihn als Partner, nicht als Gegner zu verstehen.

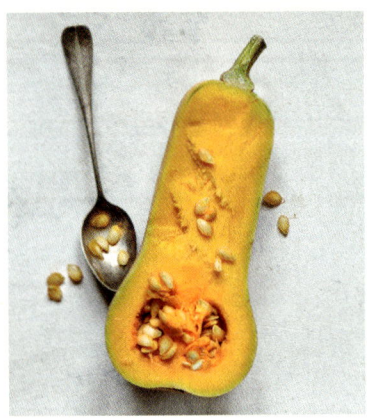

Die Grundlage der intuitiven Ernährung ist, dass man mit seinem Körper statt gegen ihn arbeitet. Wir müssen lernen, unserem Körper und seinen Signalen zu vertrauen, um wieder intuitiv zu spüren, wann wir hungrig und wann wir satt sind. Doch genau hier liegt bereits eine der größten Herausforderungen. Häufig schaffen wir es nicht, unserem Körper zu vertrauen, da wir uns selbst nicht annehmen oder sogar ablehnen. Wir glauben nicht daran, dass der eigene Körper der Schlüssel zum Glück sein kann, sondern sehen ihn als Feind an. Wir reden uns ein, nicht gut genug zu sein, solange wir nicht dem vermeintlichen Maßstab entsprechen – schlank und makellos. Doch woher kommt dieses Ideal überhaupt und wie realistisch ist es, diesem entsprechen zu können? Das heutige Idealbild wird vor allem durch die Medien vermittelt und bewegt viele Leute, ihr eigenes Erscheinungsbild anzuzweifeln. Das Verheerende dabei ist jedoch, dass die Bilder aus den Medien häufig stark bearbeitet werden und kaum die Wahrheit widerspiegeln.

Anstatt einem unrealistischen, verzerrten Ideal nachzueifern, sollten wir uns nur auf uns selbst konzentrieren. Jeder von uns ist einmalig und bringt seine ganz eigenen Voraussetzungen mit. Während einige groß und kräftig gebaut sind, sind andere eher klein und schmächtig. Auch wenn somit nicht jeder zwingend dem vermeintlichen Ideal entspricht, sind wir alle dennoch auf unsere ganze eigene Art wunderschön. Dies zu erkennen und anzunehmen ist ein elementar wichtiger Schritt, der uns dabei hilft, wieder Frieden mit uns und unserem Körper zu schließen.

Wir sollten dabei nicht nur unser Äußeres akzeptieren, sondern auch unsere Bedürfnisse, wie zum Beispiel Hunger. Doch dafür muss man die Sichtweise ändern. Denn alles, was wir tun, tun wir für uns, auch wenn dies zunächst nicht immer ersichtlich ist. Bei vermeintlichen Rückschlägen während der Umstellung des Ernährungsverhaltens oder bei Heißhungerattacken sollten wir uns selbst also nicht mit Vorwürfen begegnen, sondern mit Verständnis. Wann und weshalb reagiert unser Körper konträr zu unseren Vorsätzen? Vielleicht hat er während einer strengen Diät Mangelzustände erlebt und möchte diese ausgleichen. Ziel sollte daher sein, die jeweilige Situation zu reflektieren und daraus zu lernen.

Gehe deshalb stets liebevoll mit dir um. Selbst wenn du im ersten Moment nicht verstehst, warum bestimmte Verhaltensmuster immer wieder auftreten, kannst du dir sicher sein, dass es nur zu deinem Besten ist. Versuche diese Verhaltensmuster aufzudecken: Wieso verleitet dich dein Körper in bestimmten Situationen zum Essen? Welchen Nutzen gibt dir das in diesem Moment? Kannst du diesen auch auf anderem Weg erreichen?

Der Körper ist mit all seinen Eigenarten, die wir im ersten Augenblick vielleicht nicht immer verstehen, ein großes Geschenk. Du musst nur lernen, damit umzugehen. Nimm dieses Geschenk an, denn es wird dir dabei helfen, ein intuitiver Esser zu werden – und dich selbst zu lieben.

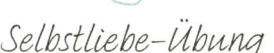

Selbstliebe-Übung

Stelle dich täglich für eine Minute vor den Spiegel und lenke deinen Blick auf eine Sache, die du an dir magst – innerlich oder äußerlich. Sprich laut aus, was du an dir schätzt und worauf du bereits jetzt stolz bist. Wiederholst du diese Übung täglich, kannst du dein Gehirn dadurch umtrainieren. Es entstehen neue Nervenverknüpfungen, die dafür sorgen, dass dein Fokus auf die positiven statt auf die negativen Dinge gerichtet wird. Auch wenn dir die Übung zu Beginn merkwürdig erscheint, kann sie dir dabei helfen, dich anzunehmen und zu schätzen.

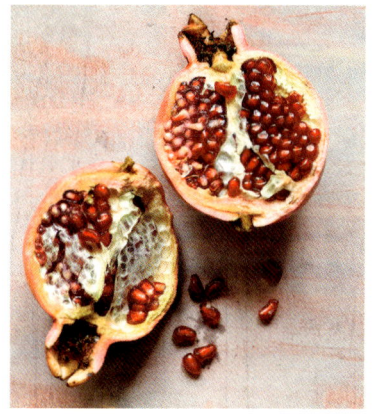

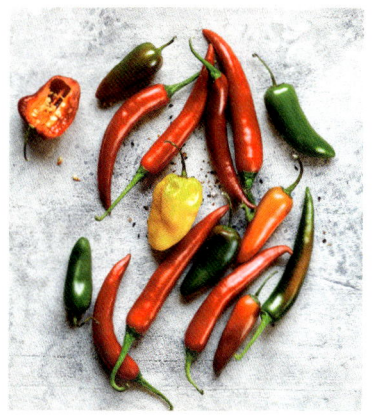

GEBACKENES NUSSMÜSLI

mit Beeren

Zugegebenerweise ist es zeitsparender, auf das Fertigmüsli im Supermarkt zurückzugreifen. Doch die einmalige Kombination aus verschiedenen Nüssen und Kernen, ausgelesenen Beeren und einer feinen Honig-Note wird für den kleinen Zeitaufwand garantiert entschädigen.

FÜR 2 PERSONEN
30 MINUTEN

300 g gemischte Beeren
   (frisch oder TK)
3 EL Rohrzucker
1 EL Maisstärke
400 g kernige Haferflocken
50 g Sonnenblumenkerne
50 g Kürbiskerne
30 g Haselnusskerne
30 g Cashewkerne
30 g Walnusskerne
3 EL Sonnenblumenöl
3 EL flüssiger Honig

Den Backofen auf 180 °C vorheizen. Frische Beeren waschen und gegebenenfalls von den Rispen zupfen und verlesen. Tiefgekühlte Beerenmischung noch gefroren verwenden. Die Beeren mit Zucker und Maisstärke mischen. Anschließend in eine feuerfeste Form geben.

Haferflocken, Kerne und Nüsse mischen. Öl mit Honig verrühren, mit dem Haferflocken-Mix vermengen und gleichmäßig über den Beeren verteilen.

Im Backofen in etwa 20 Minuten goldbraun backen und noch warm servieren.

*Nutze die 20 Minuten Backzeit,
um dich emotional auf das Essen vorzubereiten
und Vorfreude in dir aufkommen zu lassen.*

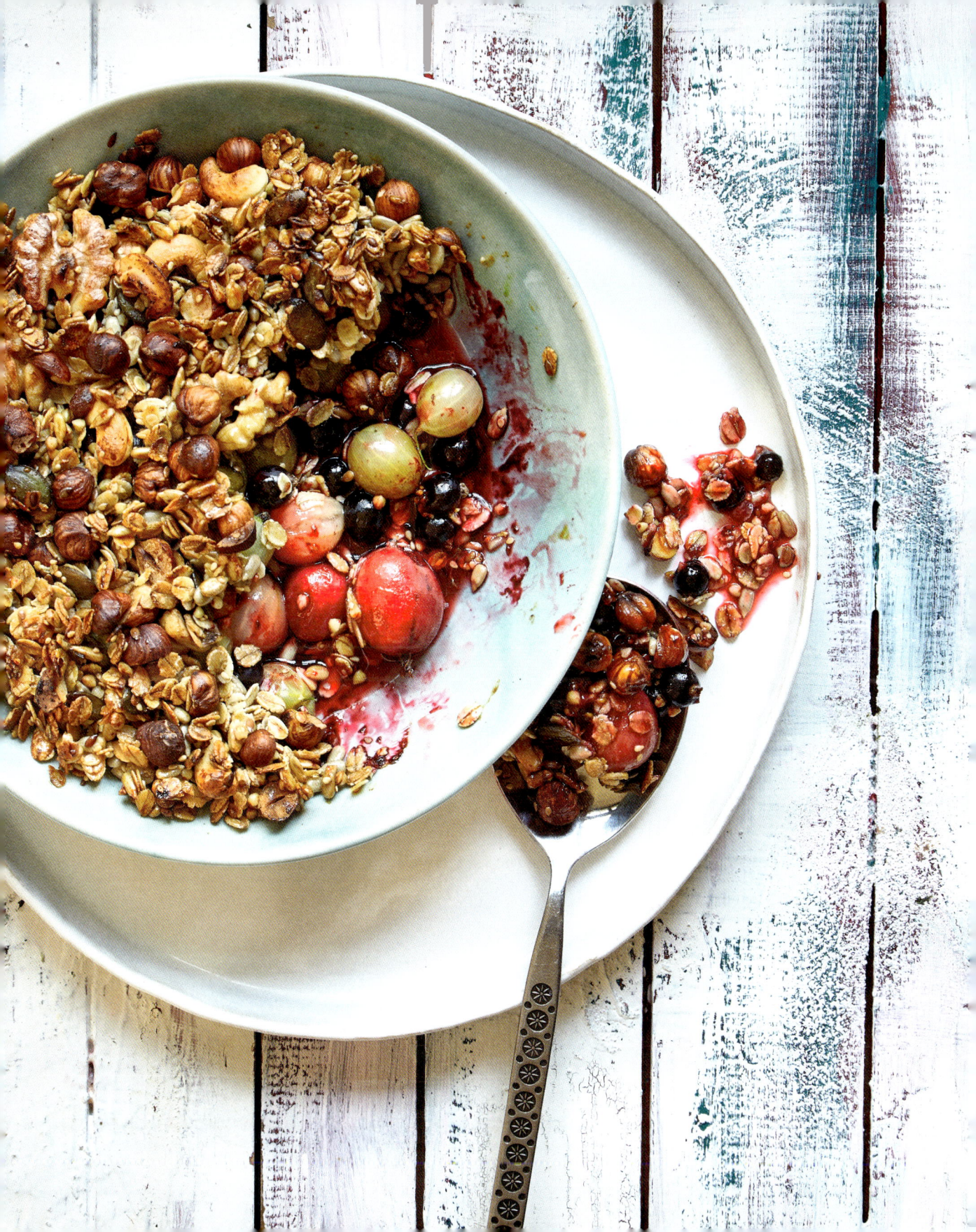

EIERMUFFINS

Sie sehen herrlich appetitlich aus und lassen sich auch schnell mal einpacken –
die raffinierten Eiermuffins finden daher nicht nur gerne Platz auf dem Frühstückstisch,
sondern sind auch ein idealer Snack für unterwegs. Das bunte Gemüse
macht sie dabei zu einem Blickfang und liefert nebenbei auch noch viele Nährstoffe.

ERGIBT 12 MUFFINS
30 MINUTEN

½ Zwiebel
6 Eier
100 g Schlagsahne
Salz
frisch gemahlener
  bunter Pfeffer
3 Scheiben Bacon
2 Frühlingszwiebeln
½ Zucchini
1 Handvoll Brokkoliröschen
1 Handvoll Kirschtomaten
1 Zweig Rosmarin
4 getrocknete Tomaten
50 g Brie

Den Backofen auf 180 °C vorheizen. Die Zwiebel abziehen und in kleine Würfel schneiden. Eier aufschlagen und in einer Schüssel mit Zwiebelwürfeln, Sahne, Salz und ¼ TL Pfeffer verquirlen. Dann beiseitestellen.

Baconstreifen in einer Pfanne bei mittlerer Hitze knusprig braten. Frühlingszwiebeln putzen, waschen und in Ringe schneiden. Zucchini, Brokkoli und Kirschtomaten waschen. Zucchini längs halbieren und in Scheiben schneiden. Brokkoliröschen eventuell kleiner schneiden. Kirschtomaten halbieren. Rosmarin waschen, trockenschütteln und die Nadeln abstreifen. Getrocknete Tomaten je nach Größe halbieren oder vierteln. Brie in kleine Stücke schneiden.

Ein Muffinblech mit zwölf Vertiefungen mit kleinen Backpapiervierecken auskleiden. In jede Mulde eine Auswahl aus den oben genannten Zutaten füllen und anschließend die Eiermasse darübergeben. Mit Pfeffer bestreuen.

Die Muffins 20 Minuten im Backofen backen, bis die Eiermasse fest ist.

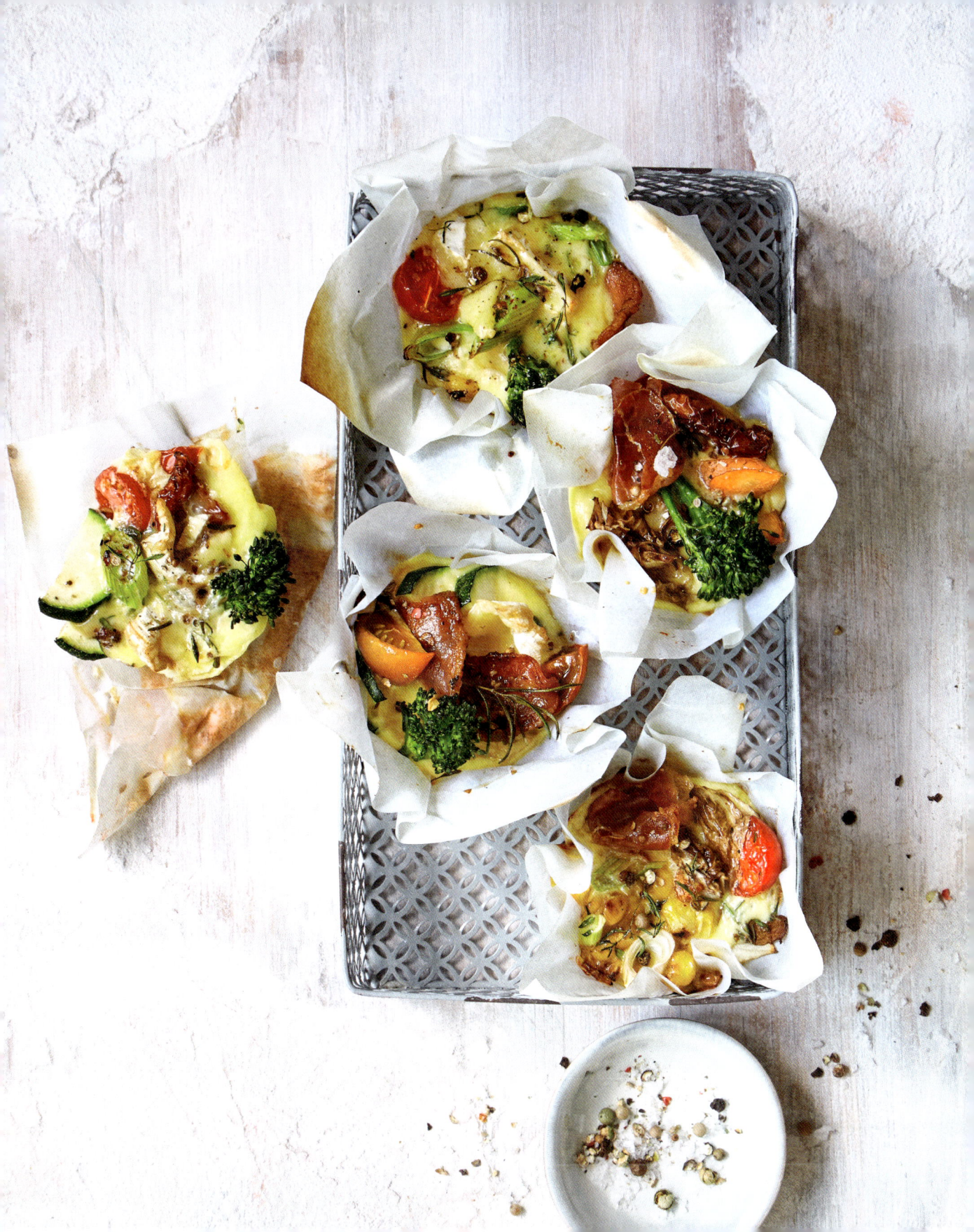

KOKOSMILCHREIS

mit exotischen Früchten

Wenn es morgens süß und fruchtig sein soll, ist dieses Rezept ideal.
Denn die asiatisch angehauchte Köstlichkeit aus Reis, Kokosmilch, Orangensaft
und einer Auswahl an exotischen Früchten sorgt bereits am Morgen
für ein ganz besonderes Geschmackserlebnis.

FÜR 2 PERSONEN
40 MINUTEN

1 Dose Kokosmilch
  (etwa 400 ml)
200 ml Orangensaft
1 EL Vanillezucker
1 Prise Salz
200 g Basmatireis
3 EL Ahornsirup
1 TL gemahlener Zimt
¼ TL gemahlener Kardamom
½ Granatapfel
1 Kiwi
½ Mango
1 Maracuja
1 Handvoll Kokoschips oder
  frische Kokosspäne,
  nach Belieben

Kokosmilch, 200 ml Wasser, Orangensaft, Vanillezucker, Salz und Reis in einem Topf kurz aufkochen und dann bei niedriger Temperatur köcheln lassen. Den Deckel auf dem Topf lassen, aber so ankippen, dass der Dampf entweichen kann. Nach etwa 30 Minuten, oder wenn die meiste Flüssigkeit aufgesogen wurde, 2 EL Ahornsirup, Zimt und Kardamom einrühren. Weitergaren, bis der Reis cremig und weich ist. Falls er zu dick wird, etwas Wasser unterrühren.

Inzwischen eine große Schüssel mit Wasser füllen und die Granatapfelhälfte in das Wasser tauchen. Unter Wasser vorsichtig die Kerne entfernen, so spritzt es nicht. Wasser mit Kernen durch ein Sieb gießen. Kiwi und Mango schälen und das Fruchtfleisch in kleine Stücke schneiden. Maracuja halbieren.

Kiwi- und Mangowürfel auf den Milchreis geben. Dann das Maracuja-Fruchtfleisch darüberlöffeln und mit dem restlichen Ahornsirup (1 EL) beträufeln. Mit Granatapfelkernen und nach Belieben mit Kokoschips bzw. -spänen bestreuen.

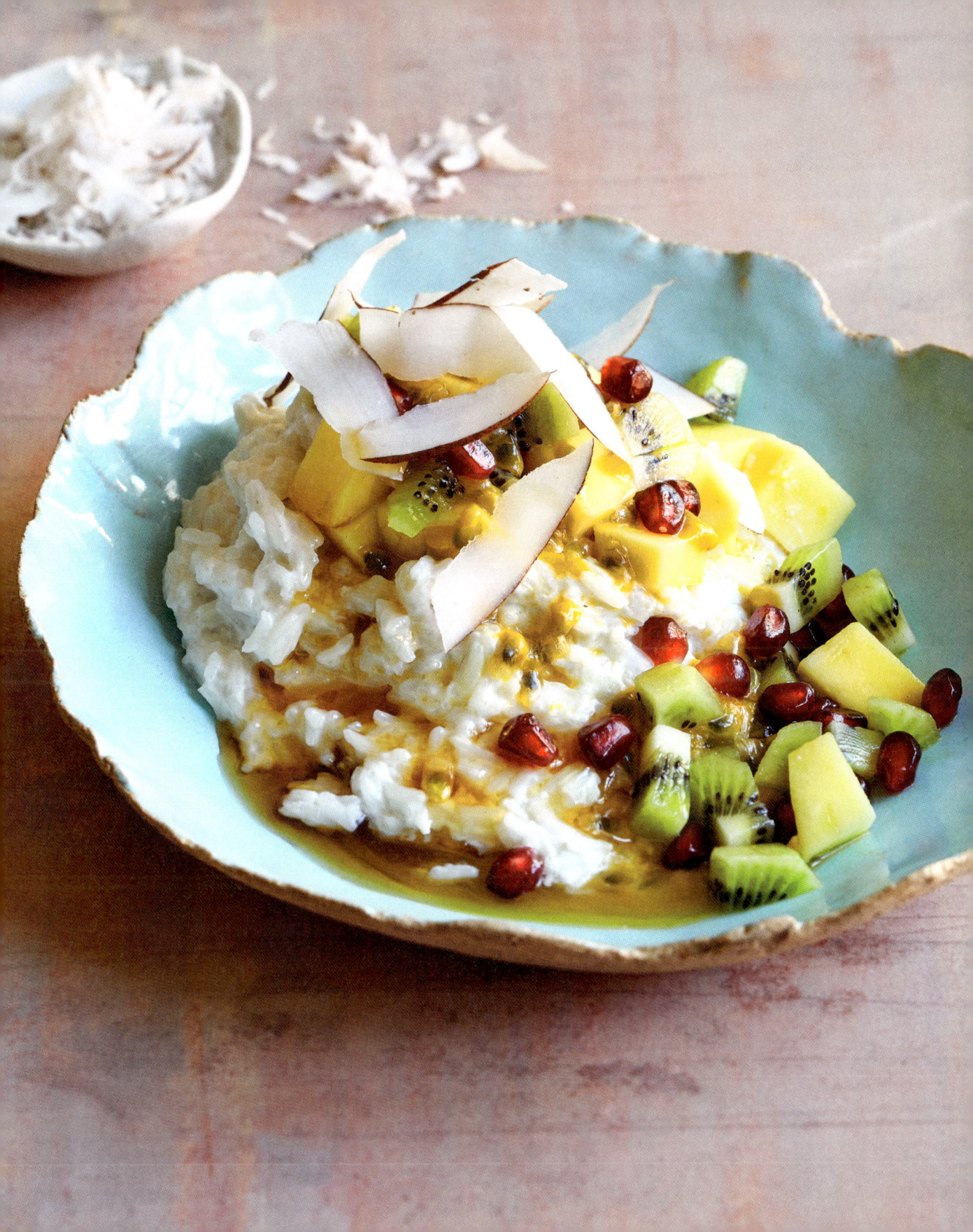

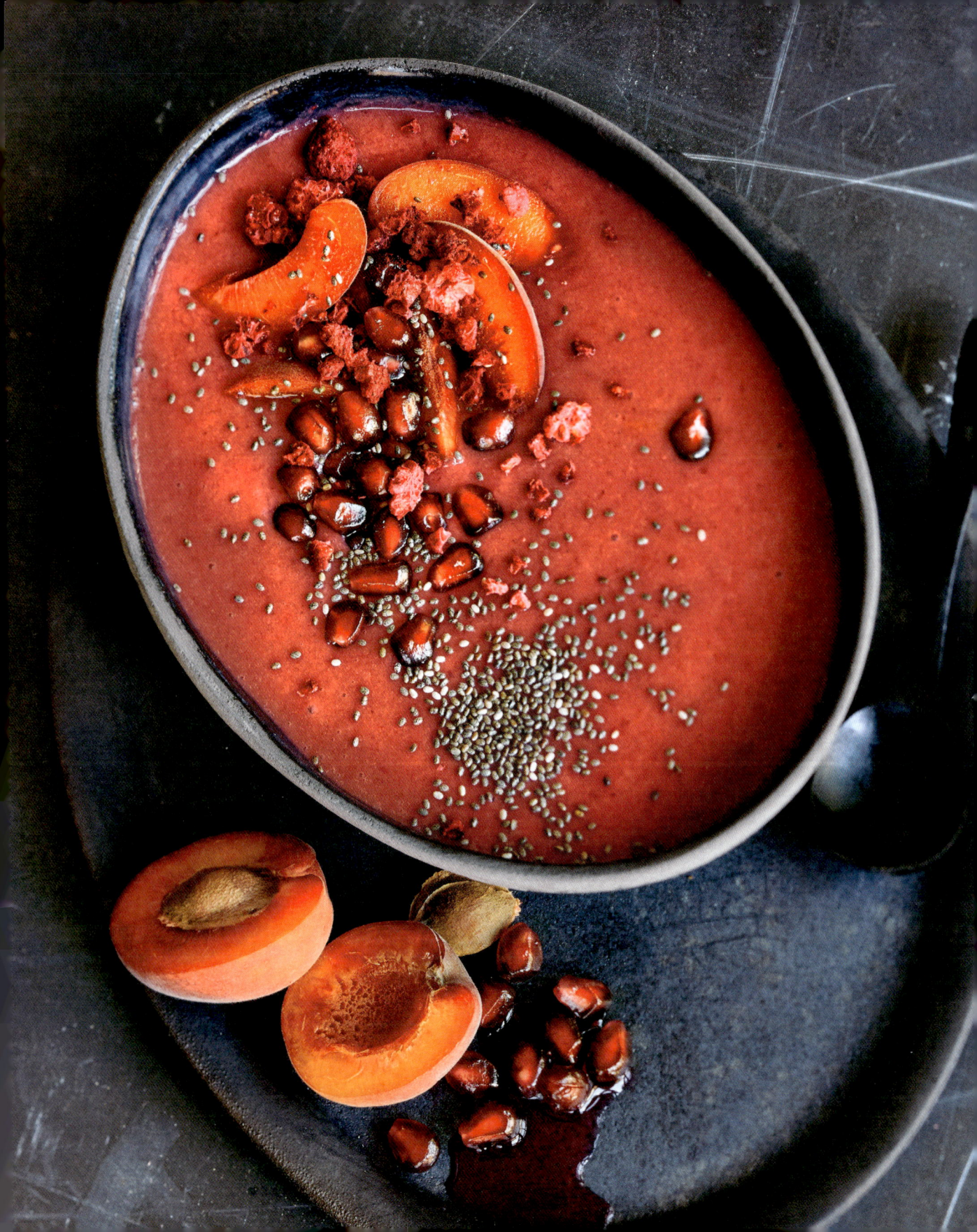

LILA SMOOTHIE-BOWL

mit Chiasamen

*Kaum ein Rezept ist schneller gemacht als die Smoothie-Bowl. Für Morgenmuffel,
die morgens wenig Zeit und Muße haben, ist sie also das perfekte Gericht.
Einfach die Zutaten miteinander pürieren, nach Belieben dekorieren, fertig!
Und auch die Power-Farbe dieser gesunden Frühstücksvariante beeindruckt ...*

FÜR 2 PERSONEN
10 MINUTEN

250 g Himbeeren (TK)
2 Bananen
200 ml Granatapfelsaft
2 TL Honig
½ Granatapfel
2 Pflaumen
2 TL Chiasamen

Himbeeren, Bananen, Granatapfelsaft und Honig zusammen pürieren, sodass ein löffelbarer Brei entsteht. Eine große Schüssel mit Wasser füllen. Die Granatapfelhälfte in das Wasser tauchen. Unter Wasser vorsichtig die Kerne entfernen, so spritzt es nicht. Wasser mit Kernen durch ein Sieb gießen. Die Pflaumen waschen, halbieren, entsteinen und in schmale Scheiben schneiden. Den Smoothie-Brei in zwei Schälchen füllen, die Granatapfelkerne, Pflaumenscheiben und Chiasamen darüberstreuen. Sofort genießen.

*Schmecke bewusst. Lasse den ersten Happen der
Smoothie-Bowl etwa 10 Sekunden in deinem Mund, bevor
du weiterisst. Nimm wahr, wie deine Geschmacksknospen
auf den fruchtig-süßen Geschmack reagieren.*

ZIMT-TOASTS

mit warmem Beerenkompott

*Dieses Rezept zeigt wunderbar, wie man aus simplen
Lebensmitteln, die man ohnehin im Vorrat hat, ein leckeres Gericht
zaubern kann. Schnell zubereitet sind die Zimt-Toasts noch dazu –
und das Beerenkompott ist eine tolle Alternative zu Marmelade.*

**FÜR 2 PERSONEN
15 MINUTEN**

200 g gemischte Beeren
  (frisch oder TK)
4 EL Rohrzucker
1 Vanilleschote
1 kleine Zimtstange
4 Scheiben Brioche, Weißbrot
  oder Toast
1 EL Butter
½ TL gemahlener Zimt

Frische Beeren waschen und abtropfen lassen. Tiefgekühlte Beerenmischung noch gefroren verwenden. In einem kleinen Topf zusammen mit 2 EL Wasser, 3 EL Zucker, Vanilleschote und Zimtstange aufkochen und 3–5 Minuten bei schwacher Hitze köcheln lassen, bis die Beeren weich sind.

Die Brotscheiben von beiden Seiten mit Butter bestreichen und in einer (Grill-)Pfanne von beiden Seiten goldbraun braten. Den restlichen Zucker (1 EL) mit Zimt vermischen und das Brot von beiden Seiten damit bestreuen.

Die Zimt-Toasts auf zwei Tellern anrichten und das Beerenkompott dazu reichen.

*Achte darauf, dass du dich beim Essen nicht ablenken lässt.
Weder Handy oder Fernseher noch die Tageszeitung sollten deine
Aufmerksamkeit bekommen. Nutze das Essen als eine alleinige
Beschäftigung und genieße es mit all deinen Sinnen.*

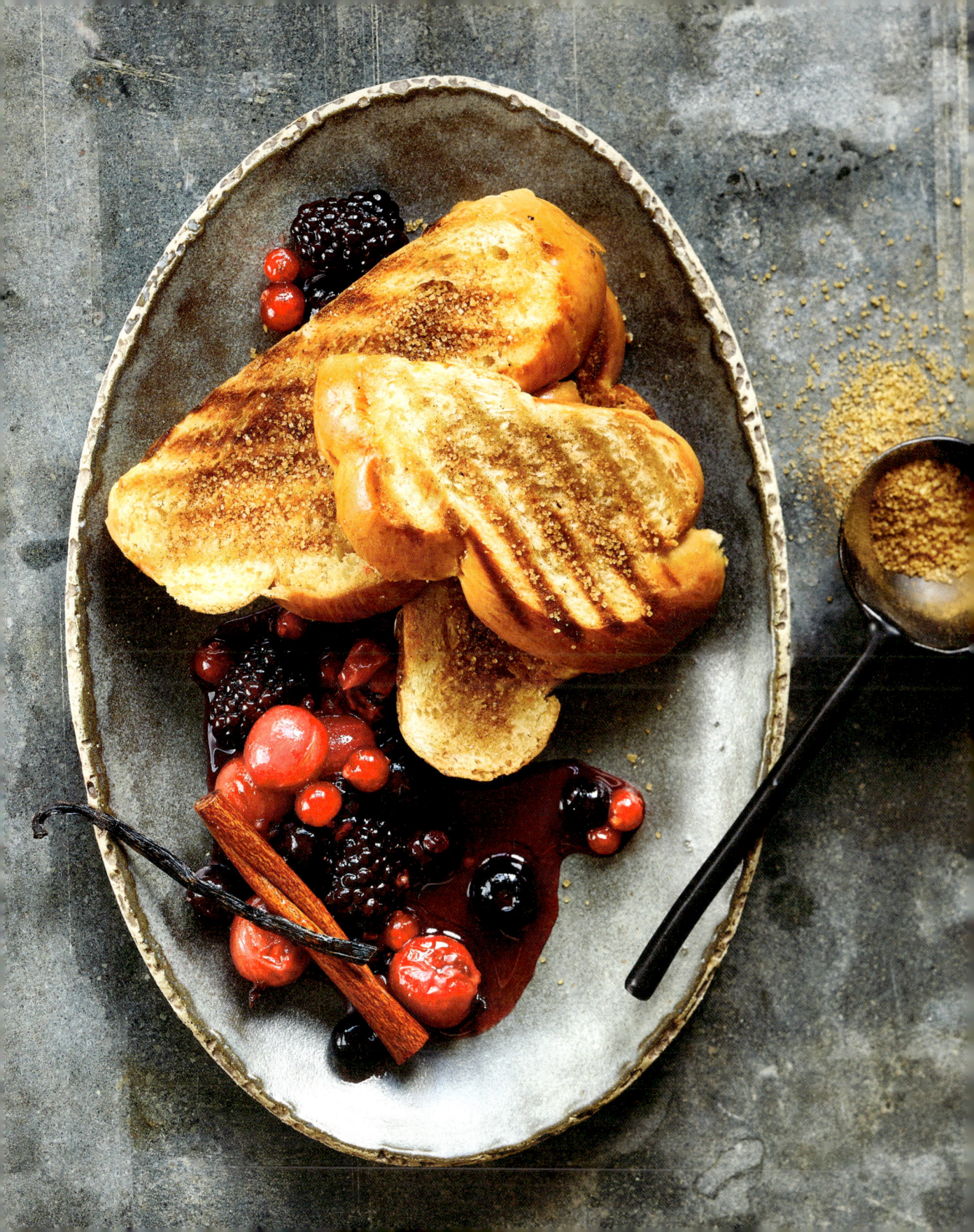

Achtsam essen

Achtsamkeit spielt eine wichtige Rolle im Leben. Wir sollten immer achtsam mit unserer Umwelt, unseren Mitmenschen, aber auch mit uns umgehen. Das bedeutet, dass wir immer mit offenen Augen und offenem Herzen durch die Welt gehen und nichts nebenbei oder unbewusst tun sollten. Das gilt natürlich fürs Essen genauso wie für alles andere.

Achtsamkeit ist die Kunst, den Augenblick bewusst zu erleben, ohne dabei zu urteilen. Achtsamkeit bedeutet auch, aufmerksam zu sein und den »Autopiloten« abzuschalten. Doch was genau heißt das nun für die Ernährung? Essen ist eine Tätigkeit, die wir unser Leben lang tagtäglich ausüben. Wir müssen dabei nicht über jeden einzelnen Schritt nachdenken, da der Ablauf bereits zur Routine geworden ist.

Im Kindesalter hingegen, wenn wir erstmals lernen, wie man Gabel und Messer richtig hält, sieht das noch völlig anders aus. Wir müssen uns auf jeden Schritt konzentrieren und sehr bewusst essen, damit nicht die Hälfte neben dem Teller landet. Da eine so hohe Konzentration sehr viel Energie raubt, hat sich der Körper etwas sehr Schlaues ausgedacht, um uns den Alltag zu erleichtern – Gewohnheiten! Wiederholen wir ein und dieselbe Tätigkeit wieder und wieder, speichern wir diese in den sogenannten Basalganglien unseres Gehirns ab, somit wird die Tätigkeit zur Gewohnheit. Fortan brauchen wir nicht mehr über jede Bewegung nachzudenken, da alles automatisch abläuft. Das bringt viele Vorteile mit sich, da die täglichen Abläufe viel weniger Mühe kosten, doch leider bleibt die Achtsamkeit dabei häufig auf der Strecke.

Der gesamte Ablauf der Nahrungsaufnahme ist bei uns Erwachsenen schon vor Jahrzehnten zur Gewohnheit geworden. Das beinhaltet, was wir essen, wann wir essen, wie wir essen und auch wie viel wir essen. Durch unsere Erfahrung, unser Umfeld und auch unser Ernährungswissen haben wir mit der Zeit ein Ernährungsverhalten entwickelt, das wir immer wieder abspulen, ohne darüber nachzudenken. Wir haben also ein starres Ernährungskonzept entwickelt, das wir jeden Tag durchlaufen, ohne dabei unsere inneren Signale wahrzunehmen oder das Essen bewusst zu genießen. Wir werden vorrangig durch unsere Gewohnheiten gesteuert.

Doch was geschieht, wenn wir gewohnt sind, den Teller immer leer zu essen, unabhängig davon, wie hungrig wir sind? Je nachdem, wie sehr der Teller gefüllt ist, essen wir dadurch hin und wieder über unsere Sättigungsgrenze hinaus. Wir richten uns also nicht nach unseren inneren Signalen, sondern nach unseren Gewohnheiten. Das hat zur Folge, dass wir unachtsam sind und nicht auf uns und unsere Bedürfnisse achten. Wollen wir uns intuitiv ernähren, ist es deshalb unumgänglich, an der eigenen Achtsamkeit zu arbeiten. Das aufmerksame Essen ist äußerst wichtig, da wir nur so bewusst wahrnehmen, was und wie viel unser Körper tatsächlich benötigt.

Neben der besseren körperlichen Wahrnehmung ist der Genuss ein weiterer Vorteil des achtsamen Essens. Schenken wir dem Essen keinerlei Aufmerksamkeit, nehmen wir

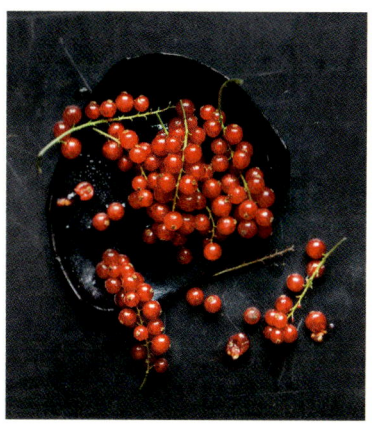

auch nicht wahr, wie gut uns das Essen tatsächlich schmeckt. Schalten wir beim Essen auf »Autopilot«, haben wir genug Kapazität frei, um uns mit weiteren Dingen, wie zum Beispiel der Tagesplanung, zu beschäftigen. Das heißt, wir setzen uns mit allem Möglichen auseinander, aber nicht mit dem Essen. Selbst wenn wir unsere Lieblingsspeise vor uns stehen haben, würden wir das wahrscheinlich kaum wahrnehmen und das Essen nicht genießen. Fangen wir jedoch an, ganz bewusst zu essen und uns auf die einzelnen Aromen der Zutaten zu konzentrieren, haben wir selbst bei den einfachsten Lebensmitteln ein echtes Geschmackserlebnis.

Schenke deinem Essen deshalb die volle Aufmerksamkeit. Dabei ist es ganz egal, was du isst, es geht hauptsächlich darum, wie du isst. Selbst Schokolade dürfen wir mit Genuss ohne schlechtes Gewissen naschen. Ein toller Nebeneffekt: Essen wir sie ganz bewusst, nehmen uns für jedes Stück Zeit und lassen es auf der Zunge zergehen, befriedigt uns die Schokolade viel mehr, als wenn wir sie auf einmal herunterschlingen würden. In der Regel ist die Befriedigung sogar so groß, dass wir bereits nach wenigen Stücken genug haben und nicht wie früher die ganze Tafel verputzen müssen.

Am Anfang mag es dir vielleicht noch etwas merkwürdig erscheinen, dem Essen so viel Aufmerksamkeit zu schenken. Doch schon bald wirst du merken, dass du die körperlichen Signale durch das bewusste Handeln viel besser wahrnimmst und wie gut dir das tut. Also lasse dich beim Essen ab jetzt nur noch von der Achtsamkeit lenken!

Hier noch einige Fragen,
die du dir selbst beim Essen stellen kannst, um
bewusst wahrzunehmen, wie es dir dabei ergeht:
– Warum esse ich?
– Wie und wo spüre ich meinen Hunger?
– Wie schmeckt mir mein Essen?
– Wie fühlt sich das Essen im Mund an,
wie ist die Konsistenz?
– Welche Zutaten schmecke ich heraus?
– Wo bin ich mit meinen Gedanken und
Gefühlen, während ich esse?
– Wie und wo spüre ich die Sättigung?

SCHOKOWAFFELN

mit Erdnussbuttercreme

Hin und wieder darf es auch schon am Morgen reichhaltig sein. Die Schokowaffeln mit Erdnussbuttercreme eignen sich hervorragend für einen entspannten Start in den Sonntag. Packe also das schlechte Gewissen beiseite und genieße dein Frühstück mit allen Sinnen!

FÜR 4 PERSONEN
40 MINUTEN

FÜR DIE WAFFELN
200 g Mehl
100 g Zucker
60 g Kakaopulver
½ TL Natron
2 TL Backpulver
½ Pck. Vanillezucker
¼ TL Salz
500 ml Buttermilch
2 Eier
6 EL Sonnenblumenöl

**FÜR DIE ERDNUSS-
BUTTERCREME**
250 g kalte Schlagsahne
3 EL gesüßte Erdnussbutter
½ Pck. Vanillezucker
1 EL Puderzucker
flüssiger Honig
getrocknete Kirschen und
  Kakaonibs zum Servieren,
  nach Belieben

Das Waffeleisen vorheizen. Eine Rührschüssel aus Edelstahl und die Schneebesen des Handrührgeräts im Kühlschrank vorkühlen.

In einer Schüssel Mehl, Zucker, Kakao, Natron, Backpulver, Vanillezucker und Salz mischen und beiseitestellen. In einer weiteren Schüssel Buttermilch, Eier und Sonnenblumenöl mit einem Schneebesen verrühren. Die Buttermilchmischung dann nach und nach in die Schüssel mit den trockenen Zutaten geben und leicht unterrühren, bis alles gerade vermischt ist.

Den Teig im Waffeleisen nach und nach zu Waffeln ausbacken. Falls der Teig noch zu dickflüssig ist, mit etwas Buttermilch verdünnen.

Für die Erdnussbuttercreme die kalte Schüssel aus dem Kühlschrank nehmen und kalte Sahne, Erdnussbutter, Vanillezucker und Puderzucker hineingeben. Erst bei geringer Geschwindigkeit mit dem Handrührgerät verquirlen, bis alles gut verrührt ist, dann mit hoher Geschwindigkeit weiterschlagen, bis sich Spitzen bilden. Die Creme auf den Schokowaffeln verteilen und etwas Honig darübergeben. Nach Belieben mit getrockneten Kirschen und Kakaonibs bestreuen.

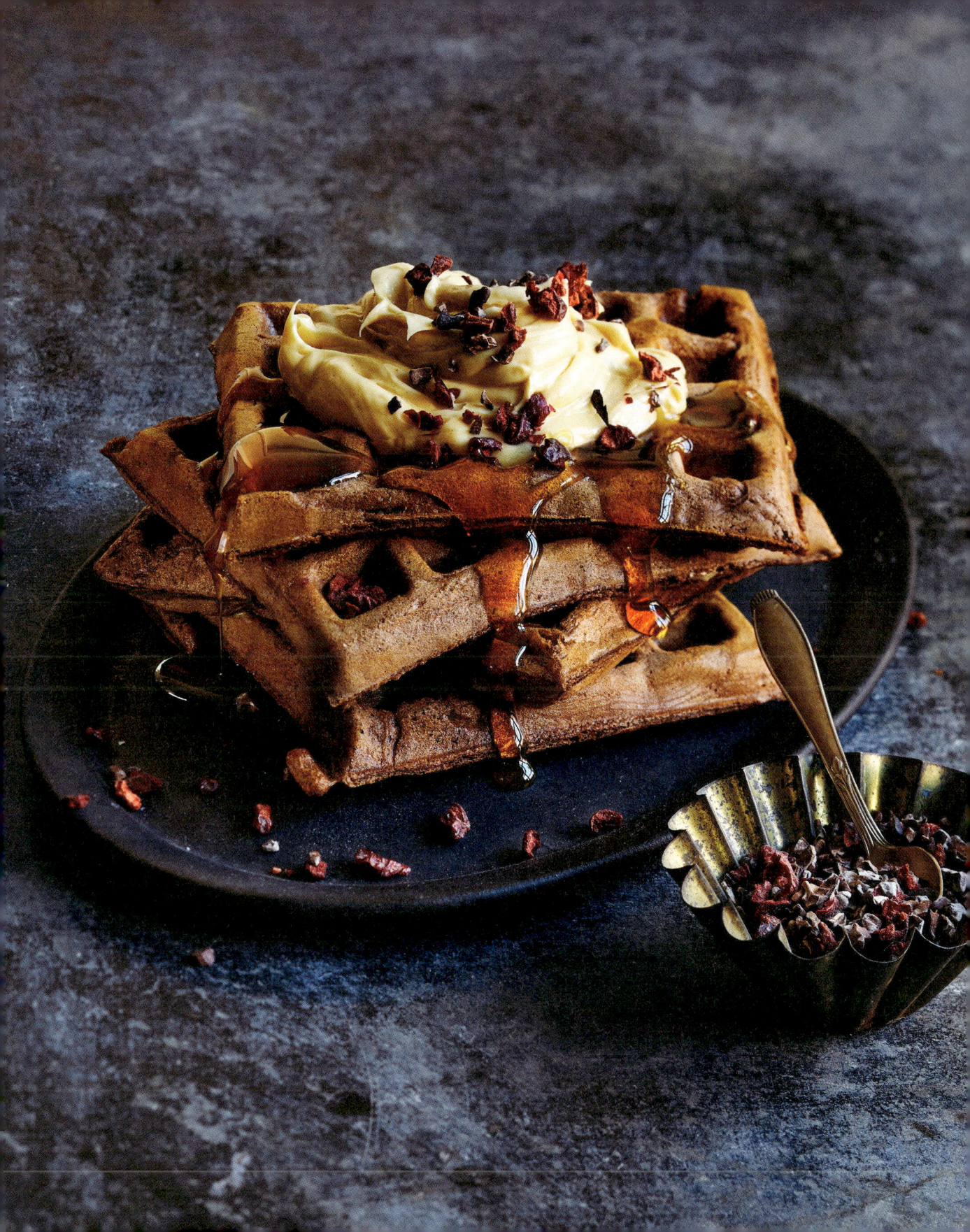

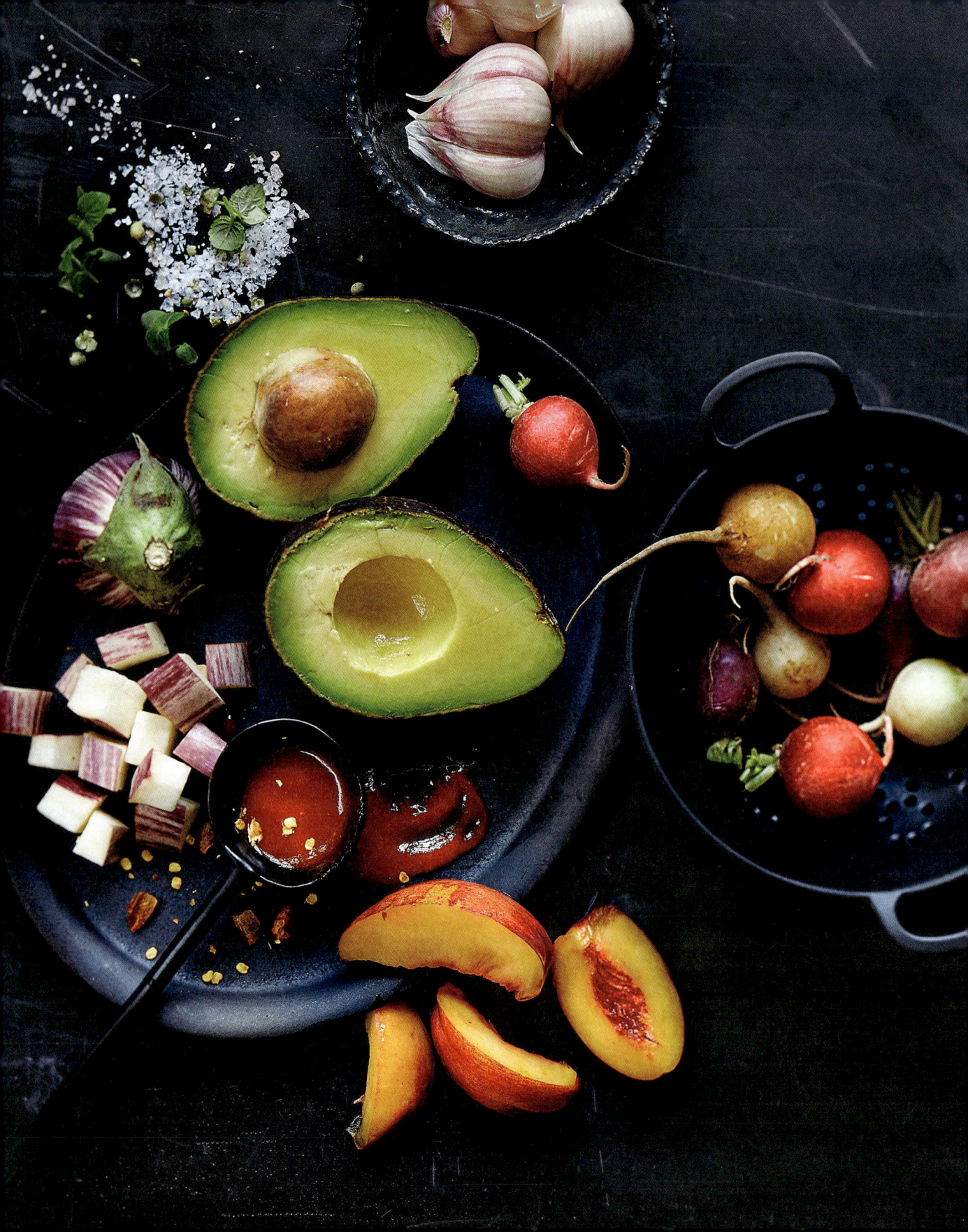

LUNCH

Nicht selten geht das Mittagessen im stressigen Arbeitsalltag unter. Umso wichtiger ist es, sich bewusst mit dieser Mahlzeit auseinanderzusetzen. In diesem Kapitel findest du Rezepte, die sich ruckzuck zubereiten lassen und sogar als Mealprep mit zur Arbeit genommen werden können. Lass dich auch hier von der Auswahl an Rezepten inspirieren, egal ob deftig oder süß – hier findet jeder etwas Passendes.

RADIESCHEN-COUSCOUS

mit Avocado und Pfirsich

Fruchtig, frisch und leicht: Vor allem dann, wenn es draußen etwas wärmer ist,
liebe ich Radieschen-Couscous mit Avocado und Pfirsich. Es liegt nicht zu schwer im Magen,
aber ist dennoch sättigend und vor allem sehr lecker. Eine klare Empfehlung!

FÜR 2 PERSONEN
25 MINUTEN

250 ml Hühner- oder
  Gemüsebrühe
250 g Couscous
½ Bio-Orange
1 reife Avocado
6 EL Olivenöl
Meersalz
frisch gemahlener
  bunter Pfeffer
2 Frühlingszwiebeln
1 Bund Radieschen
¼ Gurke
1 Pfirsich
½ Bund Rucola
einige lila Basilikumblättchen,
  nach Belieben

Die Brühe in einem Topf kurz aufkochen. Couscous hinzugeben und den Topf vom Herd ziehen. Zugedeckt 3–5 Minuten quellen lassen, bis die gesamte Flüssigkeit aufgesogen ist. Die genaue Flüssigkeitsmenge und Quellzeit variieren leicht, daher am besten den Herstellerangaben folgen. Couscous mit einer Gabel auflockern und abkühlen lassen.

Die Orange heiß abbrausen, trockentupfen und etwas Schale abreiben, den Saft auspressen. Die Avocado halbieren, den Kern entfernen. Das Fruchtfleisch aus der Schale lösen. Eine Avocadohälfte mit einer Gabel zerdrücken, den Orangensaft zufügen. 4 EL Olivenöl langsam einrühren, alles mit einem Schneebesen cremig schlagen. Mit Salz und Pfeffer abschmecken.

Gemüse und Obst putzen und waschen. Die Frühlingszwiebeln in Ringe, Radieschen in feine Scheiben schneiden. Die Gurke längs halbieren, Kerne mit einem Löffel entfernen und das Fruchtfleisch in Scheiben schneiden. Den Pfirsich halbieren, Kern entfernen. Die Hälften in einer Grillpfanne etwa 3 Minuten anrösten, nach Belieben kleiner schneiden. Die Rucolablätter von den Stielen zupfen. Die zweite Avocadohälfte würfeln.

Couscous, Avocado-Dressing und -würfel mischen. Radieschen, Gurke, Pfirsich, Frühlingszwiebeln und Rucola untermischen. Auf Tellern anrichten, mit Pfeffer, Orangenschale und nach Belieben mit Basilikumblättchen bestreuen.

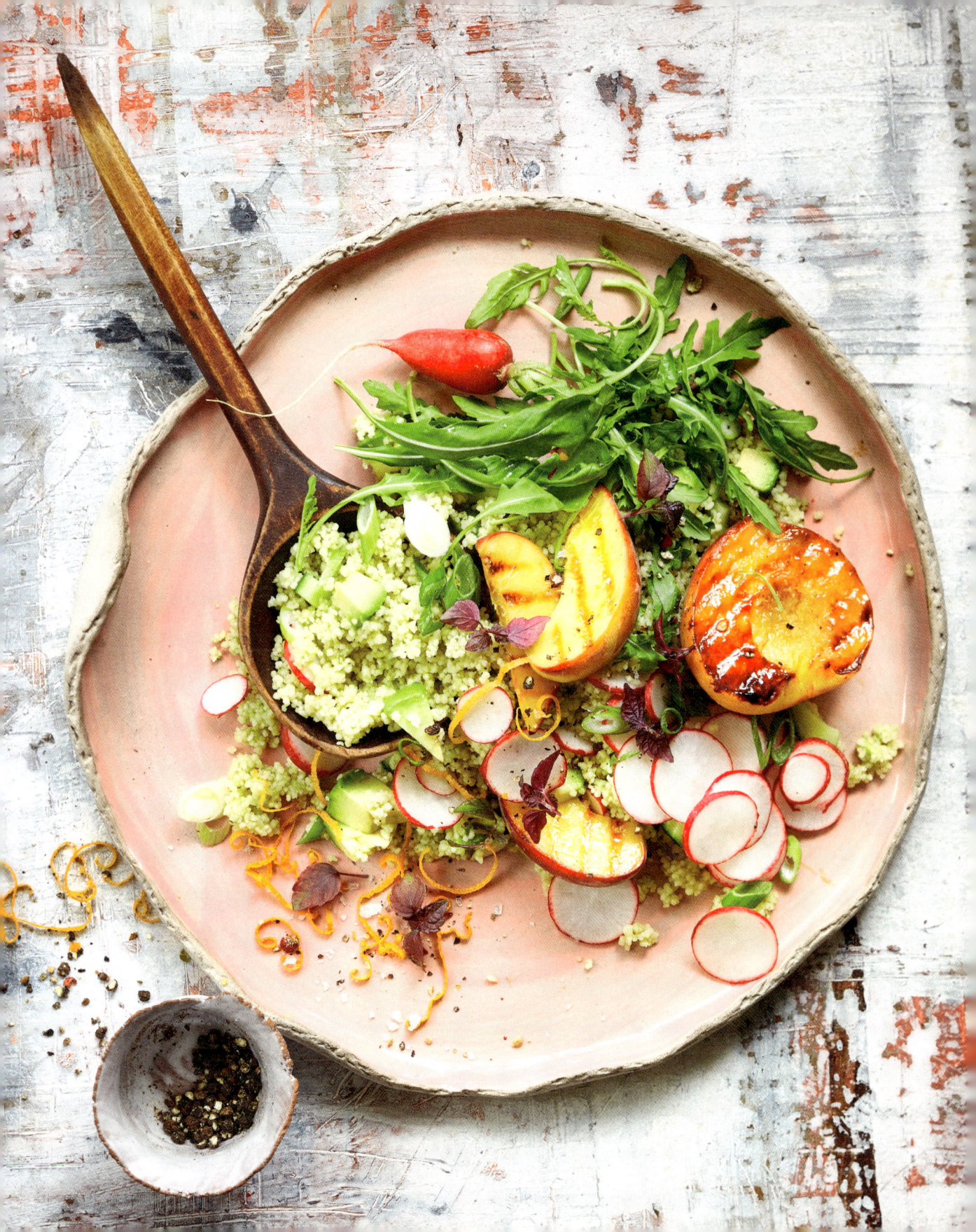

WARMER AUBERGINENSALAT

mit glasierten Walnüssen

*Gemüse schmeckt langweilig? Von wegen! Man muss nur wissen,
wie man es richtig zubereitet. Dieses Rezept mit glasierten Walnüssen,
frischem Basilikum und Mozzarella zeigt, wie man Auberginen
so kombiniert, dass daraus ein wahrer Gaumenschmaus wird.*

FÜR 2 PERSONEN
45 MINUTEN

2 Auberginen
6 EL Olivenöl
Meersalz
1 TL Butter
1 EL Honig
2 Handvoll Walnusskerne
Chilipulver
1 Bund Basilikum
1 Zitrone
frisch gemahlener
 schwarzer Pfeffer
1 Kugel Mozzarella oder
 Burrata

Den Backofen auf 200 °C vorheizen. Die Auberginen waschen, putzen und in Scheiben schneiden. Diese mit etwa 4 EL Olivenöl und 2 TL Meersalz vermengen. Auf ein Backblech geben und 30 Minuten im Ofen rösten, bis sie weich sind.

Inzwischen ein Stück Backpapier auf einen großen Teller legen und beiseitestellen. Die Butter in einer Pfanne bei mittlerer Hitze schmelzen und den Honig unterrühren. Walnusskerne hinzugeben und für etwa 5 Minuten unter häufigem Rühren mit dem Gemisch überziehen und dabei anrösten. Die Walnusskerne auf das Backpapier geben, schnell mit einer Gabel voneinander trennen, mit etwas Chilipulver bestreuen und abkühlen lassen.

Das Basilikum waschen, trockenschütteln und die Blätter von den Stängeln zupfen. Die Zitrone auspressen. Die Auberginenscheiben direkt auf dem Backblech mit dem restlichen Olivenöl (2 EL), 2 EL Zitronensaft, 1 TL Meersalz und schwarzem Pfeffer mischen. Danach auf Tellern anrichten und mit dem Basilikum bestreuen. Mozzarella oder Burrata dazu servieren.

*Achte bewusst auf die Signale deines Körpers. Wann stellt sich eine
angenehme Sättigung ein? Höre dann auf zu essen, wenn du dich gut
fühlst, und nicht erst dann, wenn der Teller leer ist.*

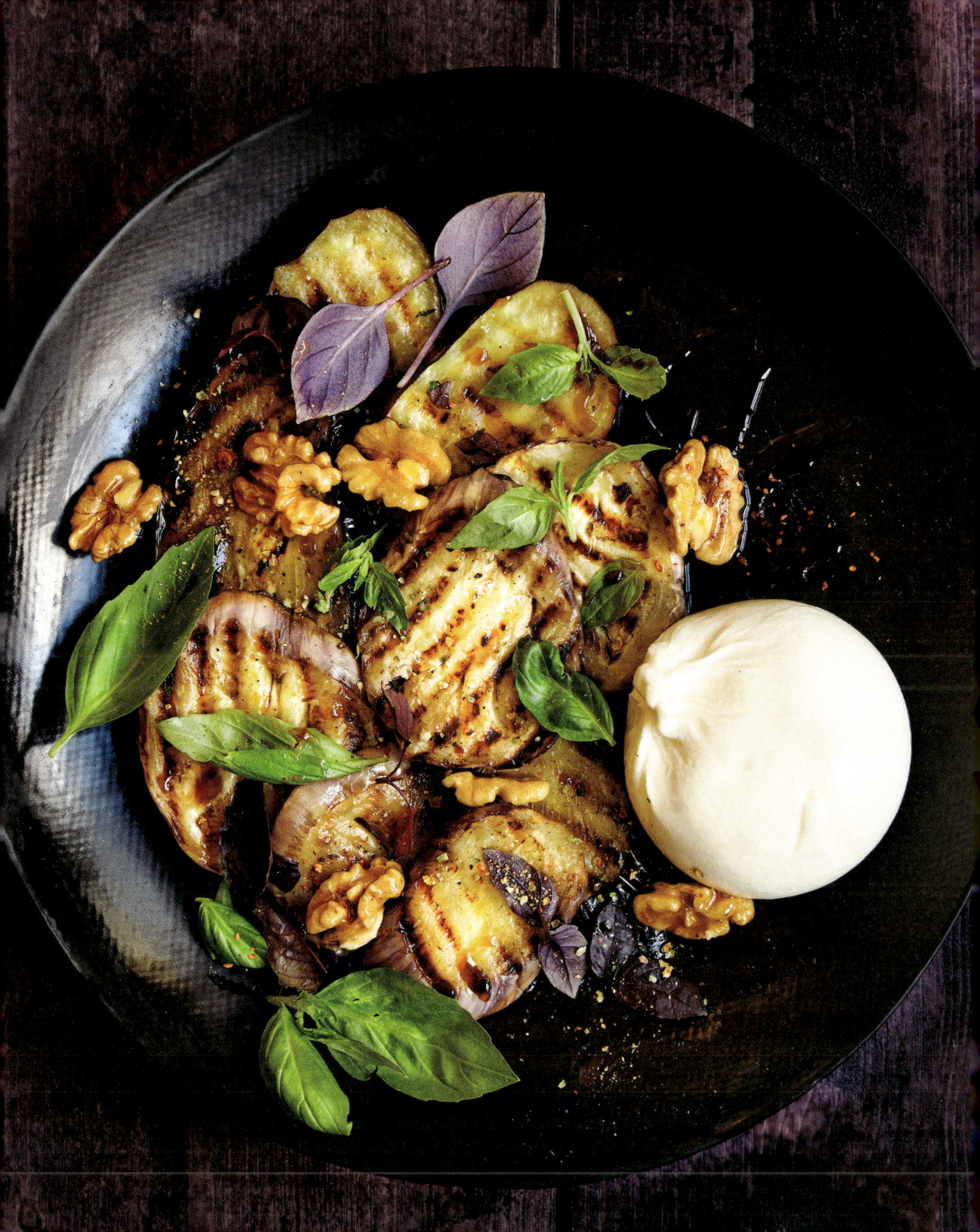

GEHOBELTER SPARGELSALAT

mit Mozzarella und Pistazien

---

*Lange Zeit mochte ich keinen Spargel, inzwischen hat sich das jedoch geändert
und ich kann nicht genug davon bekommen. In sämtlichen Variationen bereite
ich ihn zu. Doch mein absoluter Favorit ist und bleibt dieser Salat aus gehobeltem
Spargel mit Minze und Pistazie – er ist sehr schnell zubereitet und super lecker.*

FÜR 2 PERSONEN
20 MINUTEN

1 Bund grüner Spargel
1 Handvoll Pistazienkerne
1 Bund Minze
4–6 Mini-Mozzarellakugeln
1 Zitrone
2 EL Olivenöl
2 EL dunkler Balsamico-Essig
1 TL flüssiger Honig
1 Prise Salz
frisch gemahlener
  schwarzer Pfeffer

Den Spargel waschen, die Enden abschneiden und die Stangen
im unteren Drittel schälen. Anschließend mit einem Sparschäler
in dünne Streifen hobeln.

Die Pistazienkerne fein hacken. Minze waschen, trockenschütteln und die Blätter von den Stängeln zupfen. Mozzarella nach
Belieben in kleine Stücke zupfen.

Die Zitrone auspressen. Mit einem Schneebesen 3 EL Zitronensaft, Olivenöl, Essig, Honig und Salz verrühren. Die Hälfte der
Pistazienkerne unterrühren.

Den Spargel und etwas Dressing locker miteinander mischen
und den Salat auf Tellern anrichten. Mit Minze, restlichen Pistazien und Pfeffer bestreuen. Den Mozzarella daneben auf dem
Teller anrichten. Das restliche Dressing in einem Schälchen
dazu servieren.

*Lasse dir beim Essen des Salates ausreichend Zeit. Achte darauf,
deine Mahlzeit mindestens 20 Minuten zu genießen.*

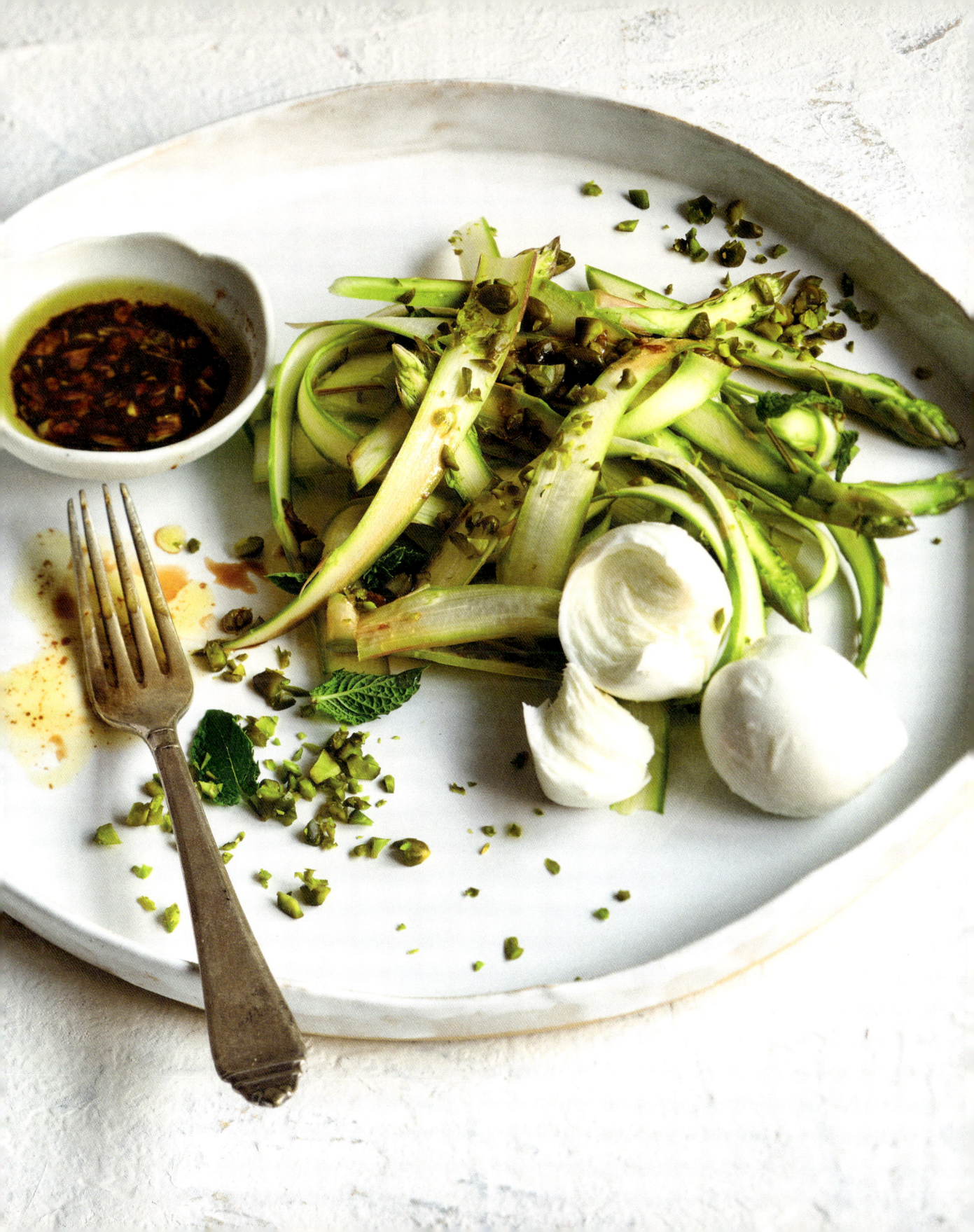

Langsam essen

Im stressigen Alltag wird das Essen oft als notwendige Maßnahme nebenher eingenommen. Vor allem Frühstück und Mittagessen kommen oft zu kurz. Dabei ist es wichtig, sich für jede Mahlzeit genügend Zeit zu nehmen. Erstens nimmt man das Essen dann achtsamer und dankbarer wahr, zweitens spürt man in Ruhe, wann der Körper genug hat.

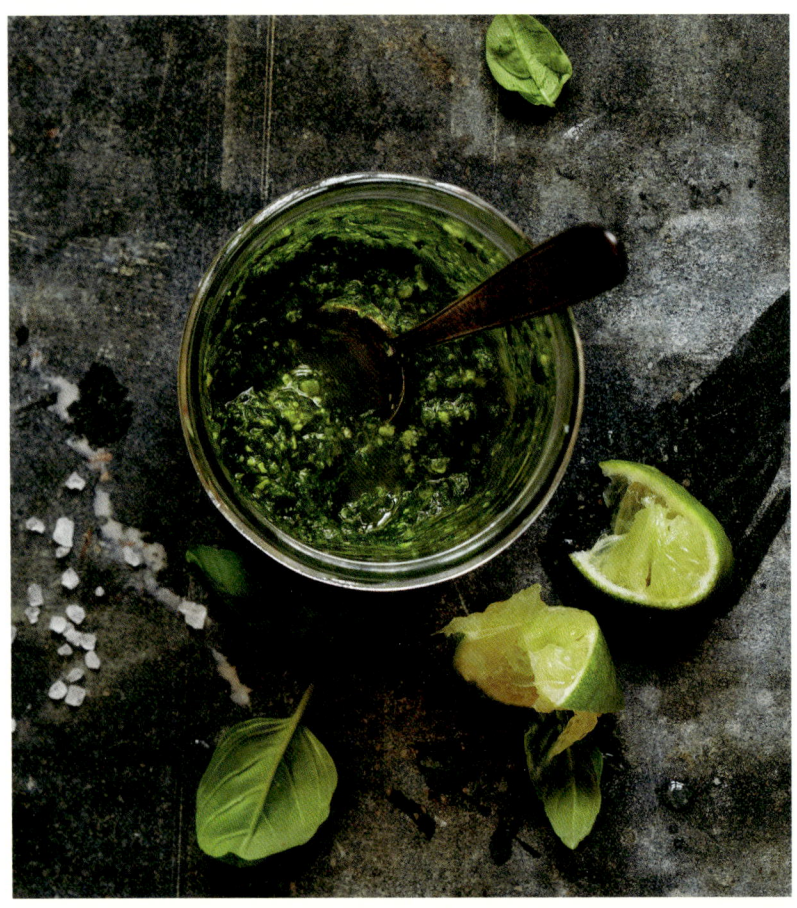

Nun ist Geduld gefragt. Wie viel Zeit lässt du dir beim Essen? Würdest du deine Mahlzeiten als entspannte Auszeit bezeichnen, für die du dir Zeit nimmst? Oder schlingst du das Essen hinunter, um pünktlich beim nächsten Termin zu erscheinen? Wir leben in einer sehr schnelllebigen Welt und legen bei allem, was wir tun, ein Wahnsinnstempo an den Tag. Selbst wenn wir uns am Abend oder am Wochenende eine Pause gönnen, fällt es uns meist schwer, dieses Tempo abzulegen. Denn auch bei banalen Dingen, die uns eigentlich dabei helfen sollten, zu entspannen, können wir den Faktor Zeit nur selten abschalten. Zwar nehmen wir dies oft nicht bewusst war, dennoch tun wir dies rund um die Uhr. Doch welche Auswirkungen hat diese Hektik auf unser Essverhalten?

Kurz gesagt: Wer schneller isst, isst mehr und hat daher auch meist ein höheres Körpergewicht. Wie wir bereits gelernt haben, wird die Nahrungsaufnahme durch Hormone reguliert. Haben wir genug gegessen, werden Sättigungshormone ausgeschüttet. Dieser Mechanismus nimmt jedoch etwa 20 Minuten in Anspruch. Umgekehrt heißt dies, dass wir keine Sättigung verspüren, wenn wir unsere Mahlzeit in weniger als 20 Minuten verputzen. Obwohl wir rein körperlich bereits satt sind, nehmen wir das noch nicht wahr, da unser Körper keine Chance hat, dies mitzuteilen. Wir fühlen uns also weiterhin hungrig und holen uns deshalb guten Gewissens einen Nachschlag – schließlich dürfen wir als intuitive Esser essen, bis das Sättigungsgefühl eintritt. Sind die 20 Minuten nun vergangen, überrollt uns ein fast schon unangenehmes Sättigungsgefühl, da wir weit über unsere Sättigungsgrenze hinaus gegessen haben. Um dies zu vermeiden, sollten wir uns also mindestens 20 Minuten Zeit für das Essen nehmen.

Da wir jedoch aus Gewohnheit dazu neigen, hastig zu essen, möchte ich dir meine besten Tricks verraten, mit denen du es schaffst, in Ruhe zu essen.

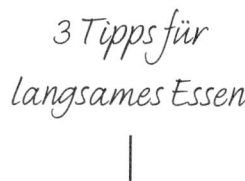

3 Tipps für langsames Essen

Setze Prioritäten. Stelle dir deinen Wecker morgens zehn Minuten früher, damit du genug Zeit für das Frühstück hast. Rede auf der Arbeit mit deinem Chef und sorge dafür, dass deine Mittagspause lang genug ist, um ausgiebig zu essen, und lasse dich auch beim Abendessen nicht hetzen. Das mag dir im ersten Moment vielleicht etwas übertrieben vorkommen, doch bedenke, welch große Auswirkung dies auf dein Essverhalten und dein Wohlbefinden haben kann.

Iss mit kleinem Besteck. Denn benutzt du statt einer großen Gabel eine Kuchengabel oder statt eines Esslöffels einen Teelöffel, sind deine Happen natürlich kleiner, wodurch das Essen deiner Mahlzeit automatisch in die Länge gezogen wird.

Lege bewusste Pausen ein. Meist schaufeln wir uns einen Bissen nach dem anderen hinein, ohne das Essen zwischendurch »sacken« zu lassen. Kleine Pausen beim Essen tun nicht nur unserer Verdauung gut, sondern sorgen auch dafür, dass die Mahlzeit mehr Zeit beansprucht. Um bewusste Pausen einzulegen, kann es hilfreich sein, das Besteck zwischendurch einfach mal auf dem Tisch abzulegen.

KICHERERBSENSALAT

mit Avocado und Feta

*Falls du mittags wenig Zeit für die Essenszubereitung hast, ist dieses Rezept
ideal für dich. Denn der Kichererbsensalat mit Avocado und Feta lässt sich wunderbar
bereits am Morgen vorbereiten. Einfach das Dressing separat mitnehmen,
beides kurz vor den Essen mischen und fertig ist das leichte Mittagessen.*

FÜR 2 PERSONEN
25 MINUTEN

1 Dose braune Linsen
  (etwa 400 g)
1 Dose Kichererbsen
  (etwa 400 g)
1 kleine Dose Kidneyohnen
  (etwa 125 g)
100 g gemischter junger
  Blattsalat
1 Avocado
1 Zitrone
1 Schalotte
3 EL Olivenöl
3 EL weißer Balsamico-Essig
1 TL süßer Senf
½ TL flüssiger Honig
½ TL Salz
100 g Feta

Linsen, Kichererbsen und Bohnen in ein Sieb geben, kurz mit Wasser abbrausen, abtropfen lassen und beiseitestellen. Den Salat waschen und trockenschleudern. Die Avocado halbieren, Kern entfernen und das Fruchtfleisch aus der Schale lösen, dann in mundgerechte Stücke schneiden. Die Zitrone auspressen und den Saft darübergeben, damit sich die Avocado nicht verfärbt.

Die Schalotte abziehen und fein würfeln. Mit Olivenöl, Essig, Senf, Honig und Salz mit einem Schneebesen zu einem cremigen Dressing rühren.

Linsen, Kichererbsen, Kidneybohnen, Blattsalat und Avocado mischen und das Dressing darüber verteilen. Den Feta mit der Hand darüberkrümeln. Dazu passt Pitabrot.

*Kleiner Teller, kleiner Hunger. Iss von einem kleinen Teller.
Dadurch wirst du deinen Hunger automatisch hinterfragen,
sobald die erste Portion weg ist. Solltest du noch immer hungrig
sein, nimm dir gerne Nachschlag.*

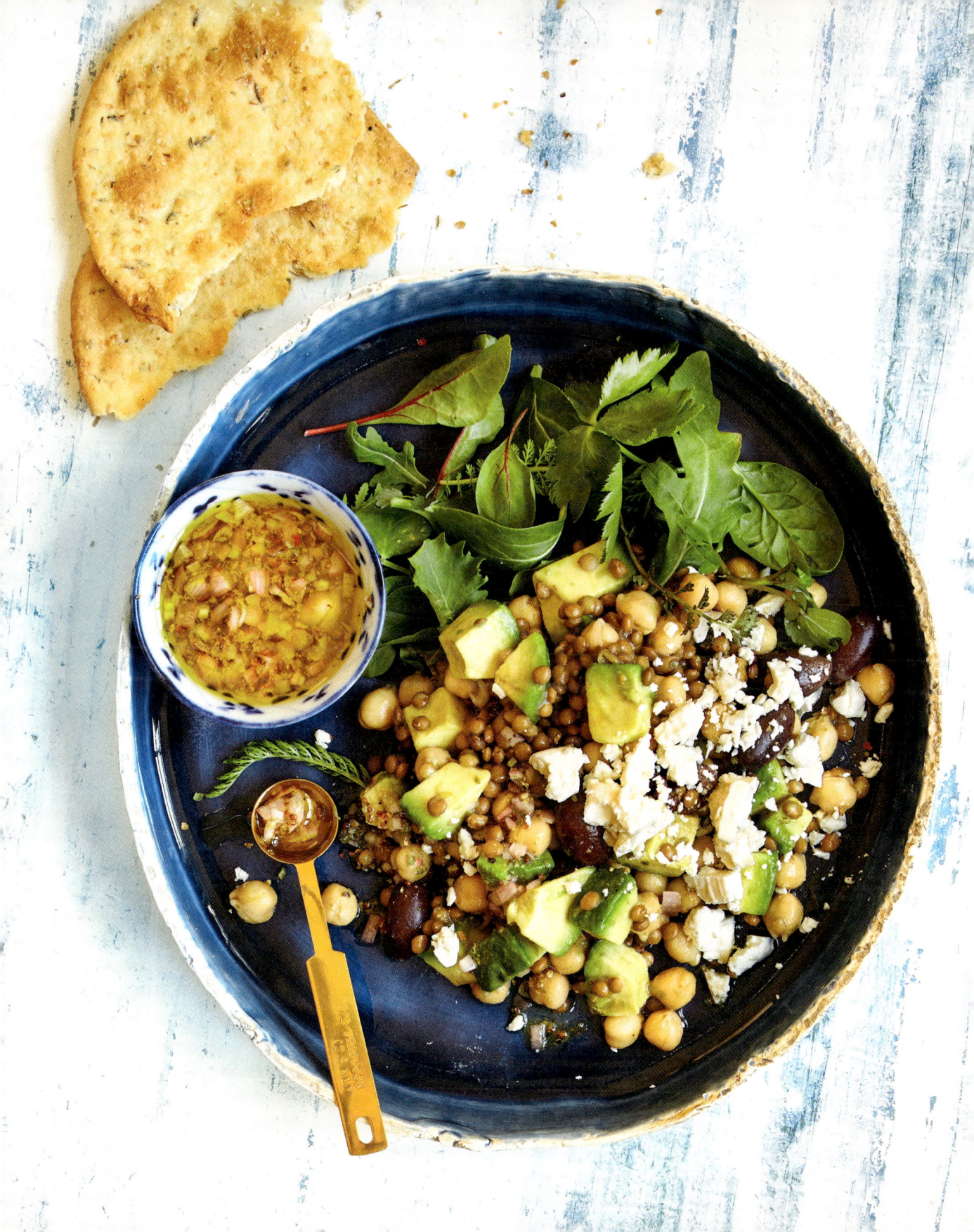

SALAT-CUPS

mit asiatischer Hackfleischfüllung

*Wraps mal anders: Einfach kleine Salatschiffchen aus
Romanaherzen bauen und nach Belieben füllen –
zum Beispiel mit asiatischer Hackfleischmischung und Gemüse.
Ein echter Hingucker und im Nu zubereitet!*

FÜR 2 PERSONEN
25 MINUTEN

2 Romana-Salat-Herzen
2 kleine Karotten, gerne bunte
1 Frühlingszwiebel
1 rote Chilischote
½ Zwiebel
1 Stück Ingwer (2 cm)
2 Knoblauchzehen
2 EL Pflanzenöl
500 g Schweinehackfleisch
5 EL brauner Zucker
2 EL Fischsauce
3 EL Sojasauce
2 EL geröstetes Sesamöl
1 EL Sriracha-Chili-Sauce
1 TL Sesamsamen

Die Salatherzen in einzelne Blätter zerteilen, waschen und trockenschleudern. Die Karotten schälen, putzen und längs in dünne Stifte schneiden. Die Frühlingszwiebel putzen, waschen und in Ringe schneiden. Die Chilischote waschen, entkernen und in kleine Würfel schneiden. Alles beiseitestellen.

Die Zwiebel abziehen und in kleine Würfel schneiden. Ingwer schälen und fein reiben, Knoblauch abziehen und mit einem Messer fein zerdrücken.

Das Öl in einer Pfanne erhitzen und bei starker Hitze Zwiebel, Knoblauch und Ingwer 1–2 Minuten anschwitzen, bis sie anfangen zu duften. Das Fleisch dazugeben und 3–4 Minuten unter Rühren scharf anbraten, bis kein rohes Fleisch mehr zu sehen ist. Dann Zucker und Fischsauce dazugeben und ohne Rühren 2–3 Minuten braten, bis alle Flüssigkeit verkocht ist und das Fleisch beginnt zu bräunen. Gut durchrühren und dann wieder ½ Minute ohne Rühren anrösten. Den Vorgang zweimal wiederholen, bis das Fleisch goldbraun ist.

Sojasauce, Sesamöl, Sriracha und Sesam zu einer Sauce verrühren.

In die Romanablätter etwas Fleisch geben, mit Karottenstiften, Frühlingszwiebel und Chiliwürfeln belegen, anschließend mit etwas Sauce beträufeln.

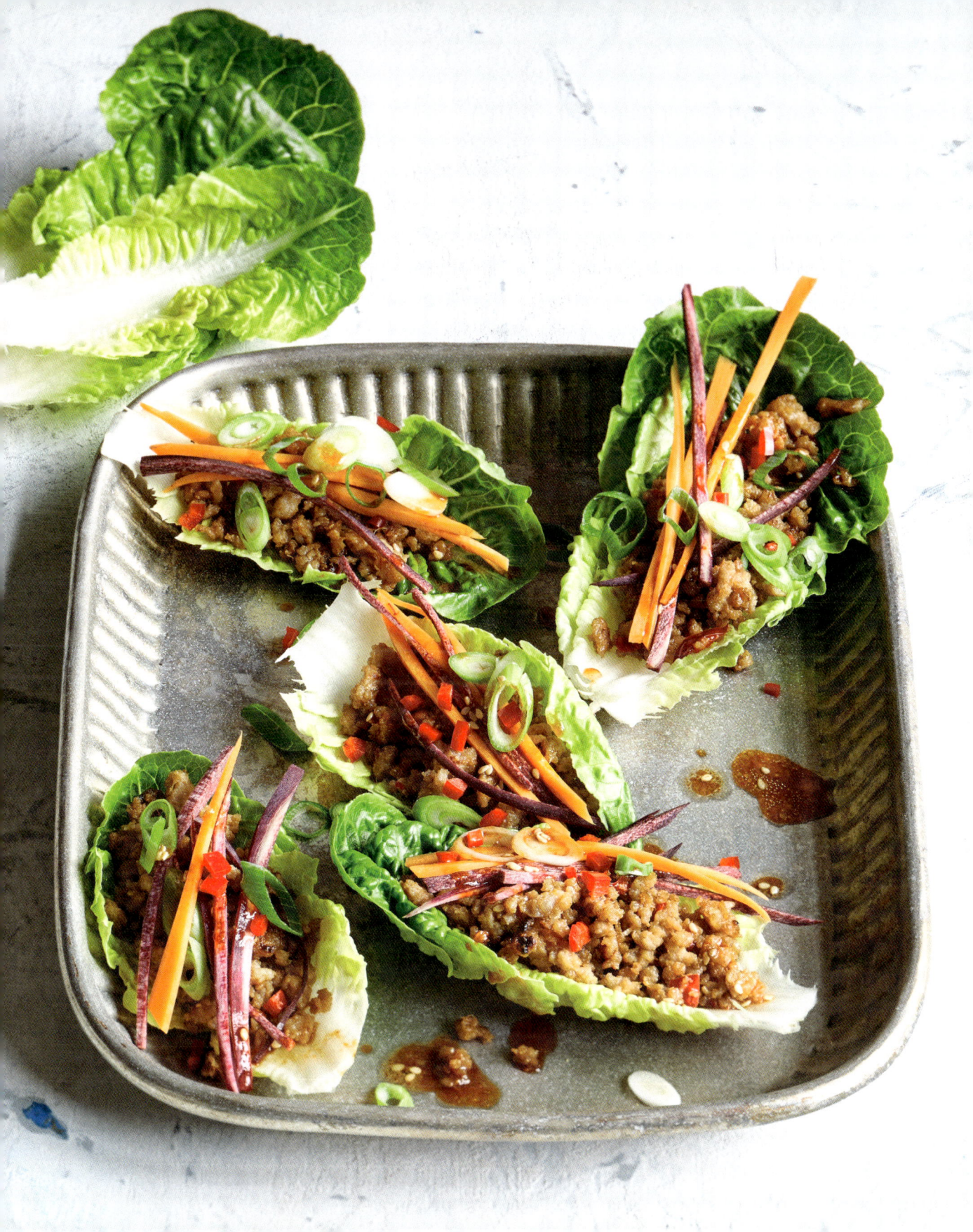

MINZIGES ERBSENPÜREE

auf geröstetem Brot

Dieses Rezept sorgt für Abwechslung bei der nächsten Brotzeit.
Das minzige Erbenpüree wird mit Zitrone und Knoblauch verfeinert
und ist ein leckerer und gesunder Dip, der auch wunderbar zu
Gemüsesticks oder den Käse-Samen-Kräckern von Seite 142 schmeckt.

FÜR 2 PERSONEN
25 MINUTEN

1 kleine Schalotte
5 TL Olivenöl
2 Knoblauchzehen
200 g Erbsen (frisch gepalt
    oder TK)
1 Bund Minze
1 Bio-Zitrone
Meersalz
frisch gemahlener
    schwarzer Pfeffer
4 mittelgroße oder 8 kleine
    Scheiben frisches Brot
    (z. B. Weißbrot)

Die Schalotte abziehen und in feine Ringe schneiden. 2 TL Olivenöl bei mittlerer Temperatur in einer Pfanne erhitzen und die Schalottenringe 2–3 Minuten unter Rühren darin anschwitzen, bis sie glasig sind. 1 Knoblauchzehe abziehen, fein würfeln und 1 Minute mitgaren. Die Erbsen dazugeben und unter Rühren garen, bis sie warm sind und weich werden.

4 EL der Erbsenmischung entnehmen, mit einer Gabel leicht zerdrücken. Die Minze abbrausen, trockenschütteln und die Blätter abzupfen, einige beiseitelegen. Die Zitrone heiß abbrausen, trockentupfen, halbieren und von einer Hälfte die Schale abreiben. Beide Zitronenhälften auspressen. Die restliche Erbsenmischung mit der Minze, 2 TL Zitronensaft, etwas Zitronenschale, ½ TL Meersalz, Pfeffer und 2 TL Olivenöl in einem Mixer grob pürieren. Die zerdrückten Erbsen unterheben.

Die zweite Knoblauchzehe halbieren und das Brot damit von beiden Seiten einreiben, mit dem übrigen Olivenöl (1 TL) bestreichen und in einer Pfanne rösten, bis es braun und knusprig ist.

Das abgekühlte Erbsenpüree dick darauf verstreichen, mit Meersalz, Pfeffer, Zitronenschale und Minze bestreuen.

Das Erbsenpüree hält sich gut verschlossen etwa 1 Woche im Kühlschrank.

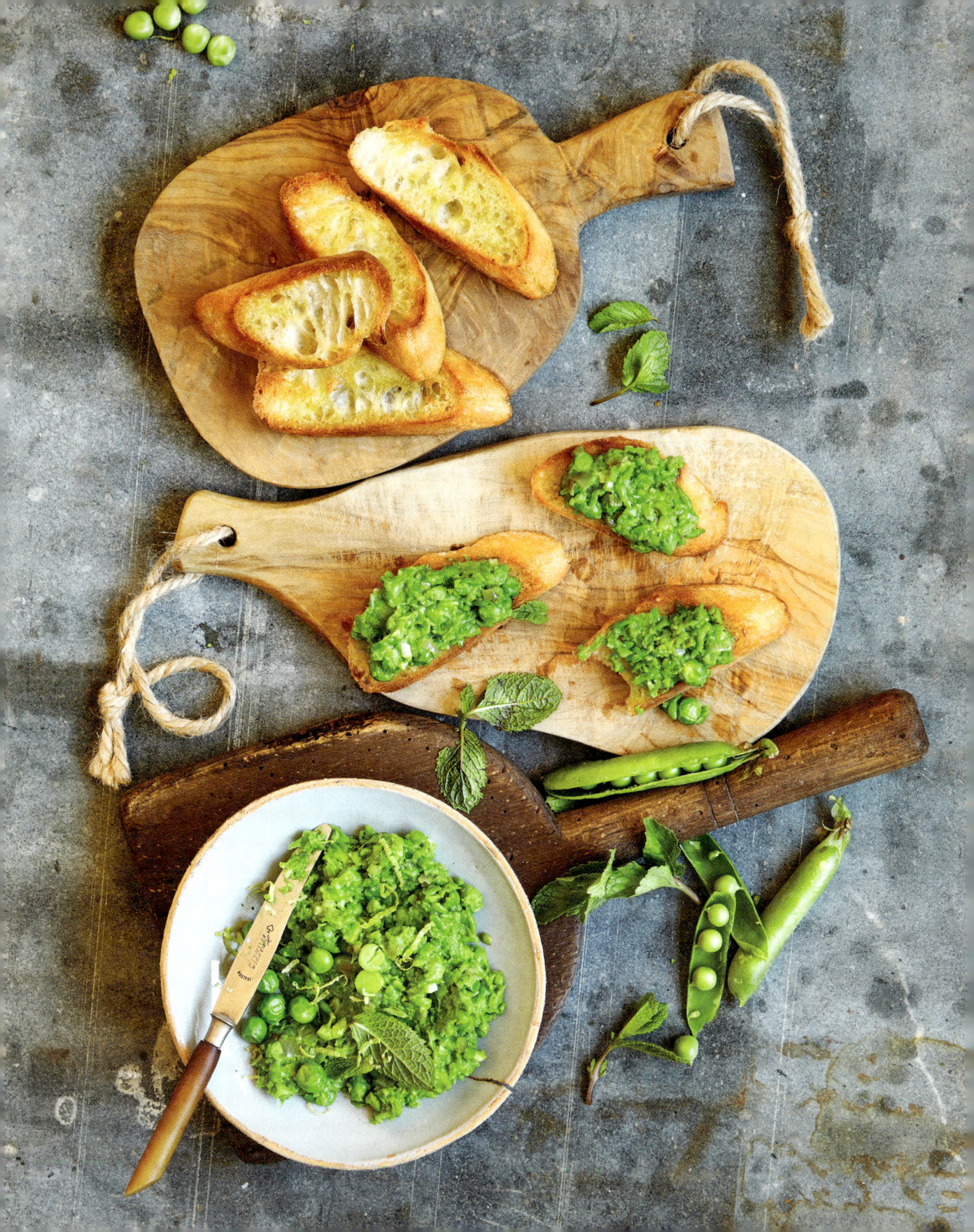

GEGRILLTES KÄSESANDWICH

mit Hähnchenbrustfilet und Pesto

*Kann man mit Käse eigentlich etwas falsch machen?
Ich glaube nicht. Das Käsesandwich mit zartem
Hähnchen und einem unheimlich leckeren
selbst gemachten Rucolapesto geht auf jeden Fall immer!*

FÜR 2 PERSONEN
25 MINUTEN

2 Bund Rucola
1 Knoblauchzehe
1 Zitrone
2 TL Cashewkerne
4 EL Olivenöl
1 TL Meersalz
100 g Taleggio-Käse
1 Hähnchenbrustfilet (150 g)
frisch gemahlener
  schwarzer Pfeffer
4 Scheiben Weißbrot

Für das Pesto den Rucola waschen, trockenschleudern und die Stiele entfernen. Den Knoblauch abziehen, die Zitrone auspressen. Rucolablätter, Knoblauch und Cashewkerne in einem Mixer fein zerkleinern. Anschließend 1 EL Zitronensaft, 2 EL Olivenöl und ½ TL Meersalz unterrühren, dann beiseitestellen. Den Käse in dicke Scheiben schneiden und ebenfalls beiseitestellen.

Das Hähnchenbrustfilet kalt abbrausen und mit Küchenpapier trockentupfen. Von beiden Seiten mit Salz und Pfeffer würzen. In einer Pfanne 1 EL Olivenöl erhitzen und das Fleisch bei mittlerer Hitze auf jeder Seite 4–5 Minuten anbraten. Aus der Pfanne nehmen und anschließend in fingerdicke Streifen schneiden.

Die Brotscheiben mit dem restlichen Olivenöl (1 EL) jeweils von einer Seite bestreichen. Die Scheiben mit der geölten Seite nach unten legen und jeweils mit 1 EL Pesto bestreichen. Auf zwei Scheiben Hähnchenbruststreifen verteilen und die Käsescheiben darauflegen. Die anderen beiden Brotscheiben mit der Pesto-Seite nach unten auf das Sandwich legen.

Die Sandwiches von beiden Seiten in einer (Grill-)Pfanne bei mittlerer Hitze anbraten, bis das Brot goldbraun und knusprig und der Käse geschmolzen ist.

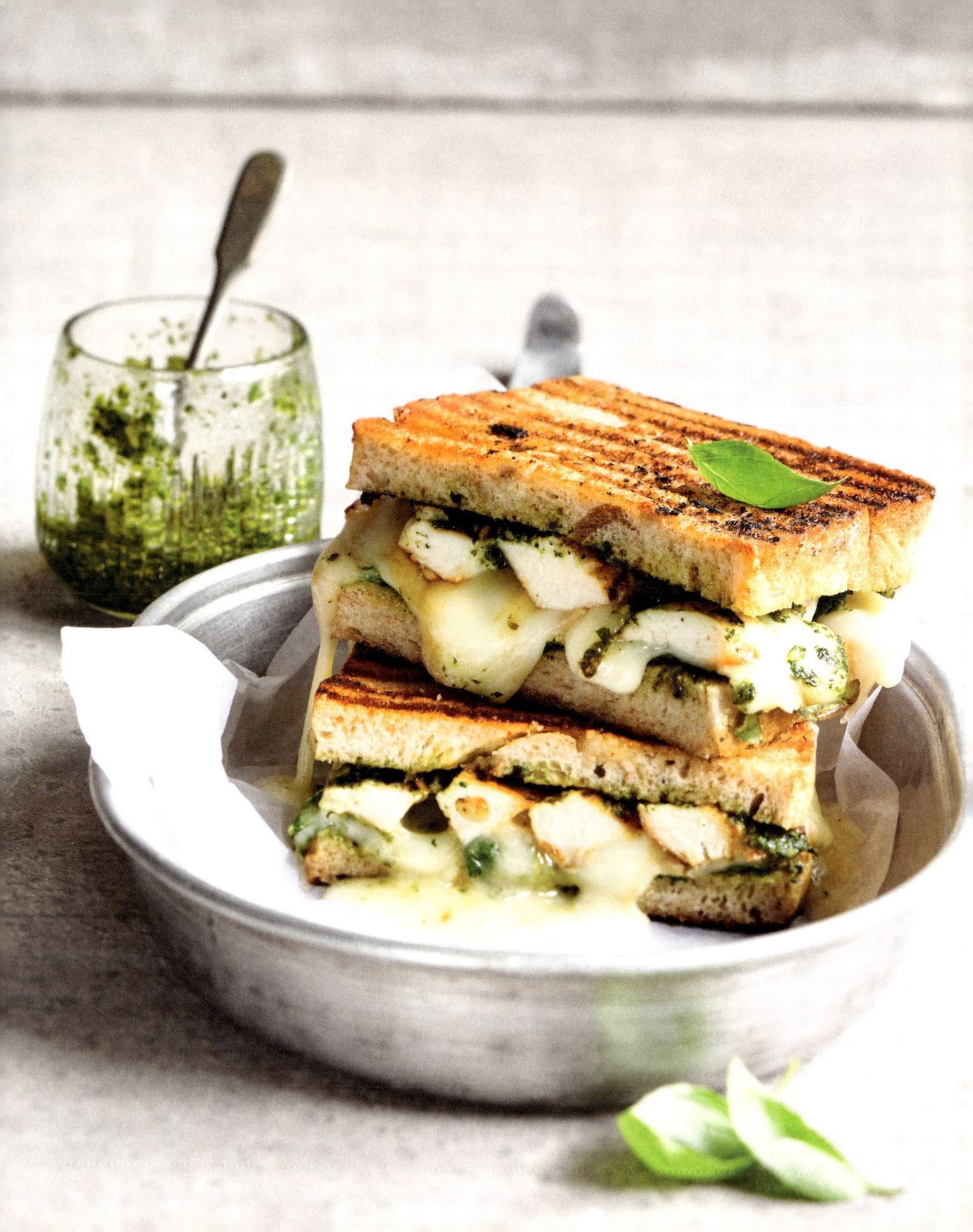

LEICHTE SOMMERLASAGNE

*Ich bin ein großer Fan der italienischen Küche und teste gerne
verschiedene Lasagne-Variationen. Die leichte Sommerlasagne kommt
dabei ganz ohne Käsekruste und schwere Sauce aus – und
ist somit auch an warmen Tagen ein gut bekömmliches Gericht.*

FÜR 2 PERSONEN
25 MINUTEN

½ Bund Rucola
1 Knoblauchzehe
100 g Pinienkerne
50 g Parmesan
2–3 Stängel Basilikum
Salz
50–60 ml Olivenöl
  + mehr zum Braten
  und für die
  Lasagneblätter
100 g Kirschtomaten
4 frische Lasagneblätter
  (aus dem Kühlregal)
100 g Ricotta

Den Rucola waschen, trockenschleudern und die Stiele entfernen. Den Knoblauch abziehen und grob hacken. Die Pinienkerne bei mittlerer Hitze ohne Fett in einer Pfanne unter
häufigem Rühren rösten, bis sie braun sind. Den Parmesan
fein reiben. Das Basilikum abbrausen, trockenschütteln und
die Blätter abzupfen.

Rucolablätter, Knoblauch, 40 g Pinienkerne, Parmesan, einen
Großteil der Basilikumblätter und ½ TL Salz in einen Mixer
geben und kurz grob zerkleinern. Etwas Olivenöl dazugeben
und alles erneut mixen. Diesen Vorgang wiederholen, bis
das Olivenöl aufgebraucht ist. Das Pesto sollte eine cremige
Konsistenz haben und nicht zu trocken sein.

Die Kirschtomaten in einer Pfanne mit 1 TL Olivenöl kurz anbraten, bis die Haut aufplatzt und sie etwas weich werden.

Die Lasagneblätter in sehr breite Streifen schneiden. In einem
Topf Wasser mit ½ TL Salz aufkochen und die Lasagneblätter
1–2 Minuten darin garen. Herausnehmen und sofort mit etwa
1 TL Olivenöl bestreichen, damit die Blätter nicht zusammen-
kleben.

Nach und nach die einzelnen Lasagnestreifen locker auf zwei
Teller schichten und darauf jeweils etwas Pesto und Ricotta
verteilen. Kirschtomaten dazulegen und mit den restlichen
Pinienkernen (60 g) und dem restlichen Basilikum bestreuen.

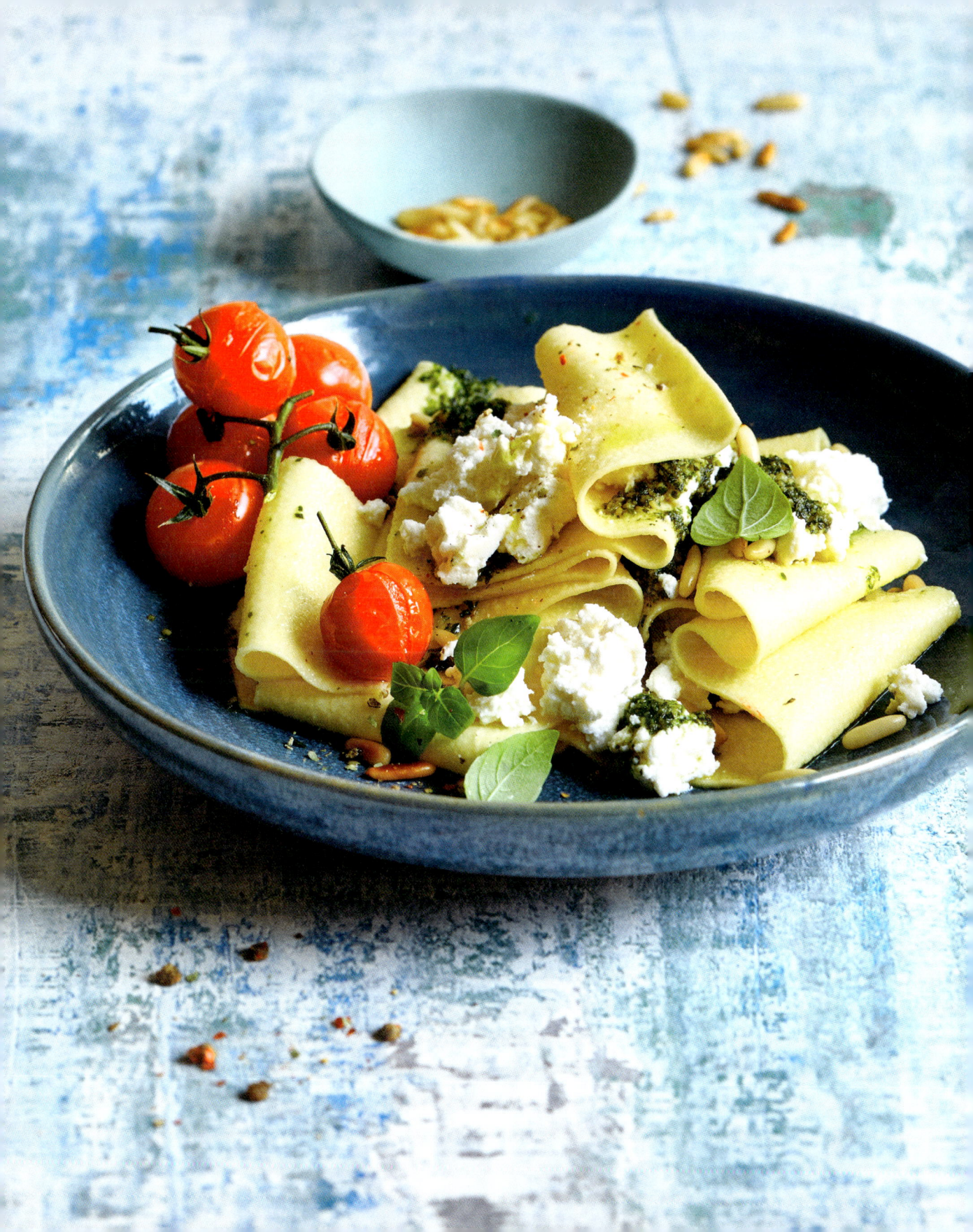

ROTE-BETE-RISOTTO

Der Risotto mit seinem leuchtenden Rot ist nicht nur ein echter Hingucker,
sondern auch geschmacklich gesehen ein klarer Favorit von mir.
Das herrlich cremige Reisgericht wird mit Weißwein abgelöscht und
erhält dadurch eine ganz besondere Geschmacksnote.

FÜR 2 PERSONEN
40 MINUTEN

750 ml Hühnerbrühe
2 Rote Beten, vorgegart
1 Schalotte
2 EL Olivenöl
250 g Risottoreis (Arborio)
100 ml trockener Weißwein
150 ml Rote-Bete-Saft
Salz
frisch gemahlener schwarzer
  oder bunter Pfeffer
1 EL weißer Balsamico-Essig
1 EL Butter
4 Mini-Mozzarellakugeln
1–2 kleine bunte Beten
1 Handvoll junger Blattsalat

Die Hühnerbrühe in einem Topf zum Köcheln bringen, die Hitze reduzieren und die Brühe warm halten. Inzwischen Die Roten Beten in sehr kleine Stücke schneiden und beiseitestellen. Die Schalotte abziehen und fein würfeln.

In einem zweiten Topf das Olivenöl erhitzen und die Schalottenwürfel darin anschwitzen, bis sie glasig sind. Reis in den Topf geben und rühren, bis er komplett mit Öl überzogen ist.

Den Wein angießen und unter Rühren einkochen lassen, bis die Flüssigkeit ganz vom Reis aufgesogen wurde. So viel Hühnerbrühe dazugeben, dass der Reis vollständig bedeckt ist. Brühe unter Rühren einkochen lassen, bis die Flüssigkeit ganz aufgesogen wurde. Nach 10 Minuten den Rote-Bete-Saft und die gewürfelte Rote Bete unterrühren. Danach wieder die Hühnerbrühe nach und nach dazugeben und mit Salz und Pfeffer abschmecken. Insgesamt kocht der Risotto 20–25 Minuten, bis der Reis gar ist und der Risotto eine cremige Konsistenz hat. Dann Essig und Butter unterrühren und den Risotto erneut mit Salz und Pfeffer abschmecken.

Inzwischen den Mozzarella mit der Hand in Stücke zupfen. Die bunten Beten schälen und in feine Scheiben schneiden. Salat waschen und trockenschleudern. Alles auf dem Risotto anrichten und mit Salz und Pfeffer bestreuen.

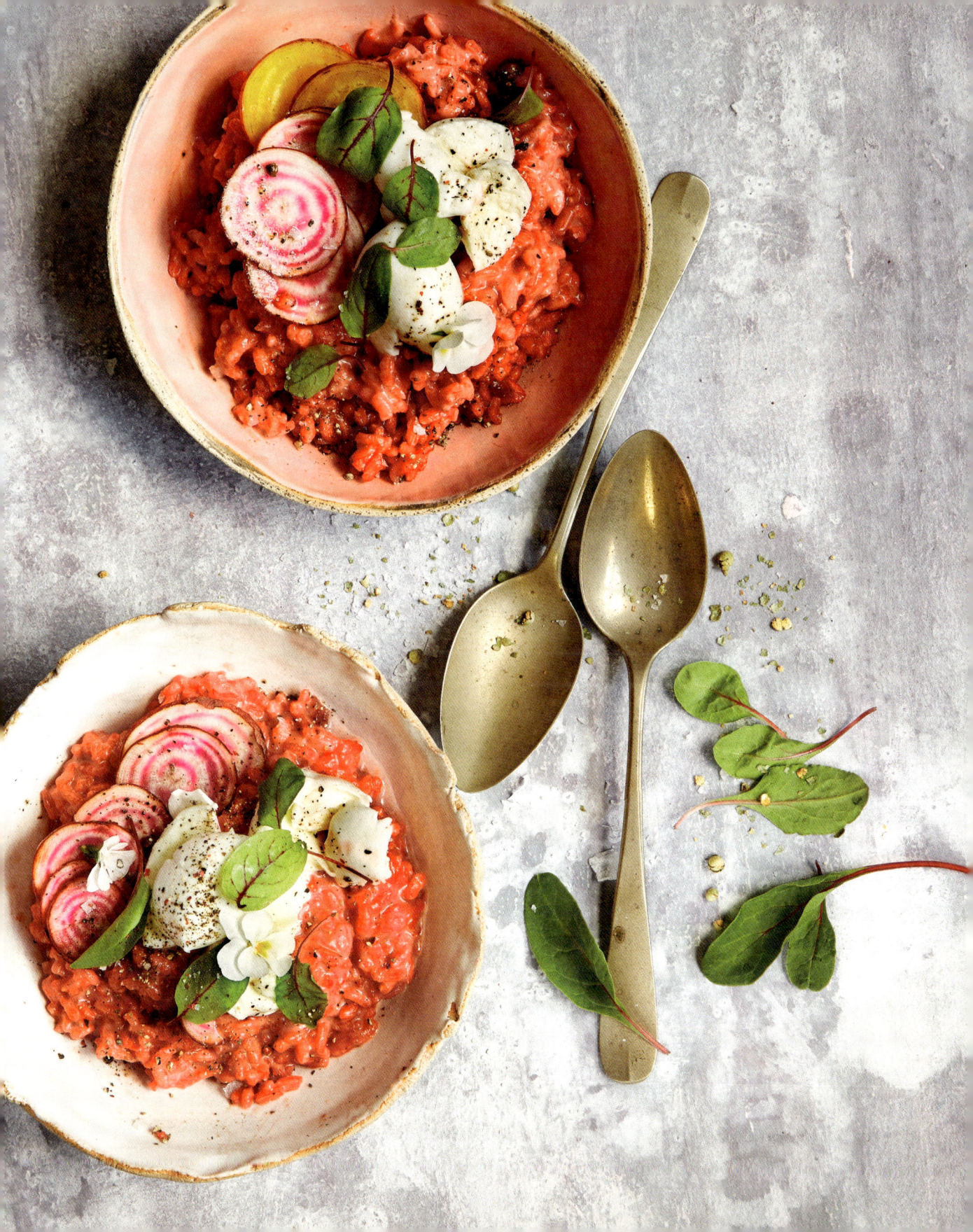

Kleiner Teller, kleiner Hunger

Jeder kennt das: Das Essen ist so lecker, der Teller so voll. Also essen wir auf, obwohl wir längst satt sind. Auch die Erziehung spielt eine Rolle, da wir vielleicht schon als Kind gelernt haben, dass man aufessen soll. Ein Trick ist, sich mit einem kleinen Teller weniger vorzunehmen. Da fällt das Aufhören viel leichter.

»Da waren die Augen mal wieder größer als der Magen« – eine Redewendung, die wahrscheinlich jedem geläufig ist. Doch was steckt eigentlich dahinter? Hat die visuelle Wahrnehmung der Speisen tatsächlich einen Einfluss auf die Essensmenge, die verzehrt wird?

Das Büfett ist ein gutes Beispiel dafür, denn es gibt dort stets viel zu essen und ein riesiges Angebot an verschiedenen Speisen. Selbst wenn wir von jedem Gericht nur einen Löffel nehmen, ist unser Teller am Ende trotzdem randvoll. Da uns der Teller im Vergleich zum Essensangebot jedoch sehr klein erscheint, füllen wir häufig noch ein zweites und drittes Mal nach, selbst wenn wir gar keinen Hunger mehr haben. Eine große Auswahl verleitet also dazu, mehr zu essen, als wir eigentlich benötigen.

Doch auch im Alltag tischen wir uns häufig mehr auf, als wir eigentlich brauchen, um eine angenehme Sättigung zu erreichen. Selten achten wir bei der Portionsgröße auf unsere inneren Signale. Vielmehr passen wir unsere Essensmenge unserem Gegenüber an oder essen einfach weiter, weil es uns gut schmeckt. Konkrete Richtlinien, wie groß die optimale Portion ist, gibt es jedoch nicht, da wir individuelle, unterschiedliche Bedürfnisse haben. Doch auch hier gilt: Wir tragen das beste Messgerät

bereits in uns – unser Sättigungsgefühl. Tritt während des Essens eine angenehme Sättigung ein, war die Portionsgröße ideal, und wir sollten aufhören zu essen. Doch selbst diese Größe kann von Tag zu Tag variieren. Abhängig von den Mahlzeiten, die wir zuvor gegessen haben, sowie von unserem Bewegungsverhalten, fällt die ideale Portion mal größer und mal kleiner aus.

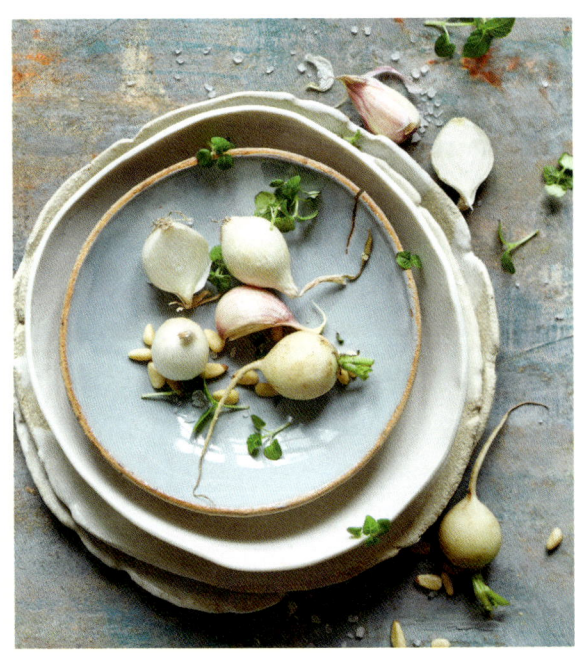

mehr zu essen. Eine weitere Hilfe kann sein, auch mal kleines Besteck zu benutzen. So dauert die Mahlzeit automatisch länger und der Körper hat genügend Zeit, uns mitzuteilen, wann er satt ist (siehe auch Seite 61).

Merke dir also: Es gibt keine ideale Portionsgröße, die für jeden gilt. Jeder ist anders, weshalb du deine Essensmenge an deinem Hunger messen solltest. Vergleiche dich auf keinen Fall mit anderen Leuten und versuche auch nicht, deine Portionsgröße deinem Gegenüber anzupassen. Und lehne auch ruhig mit gutem Gewissen einen Nachschlag ab, den andere dir vielleicht beim Essen anbieten. Aus vermeintlicher Höflichkeit noch mehr zu essen, obwohl man schon satt ist, ist keine gute Idee. Denn genauso individuell wie du bist, sind auch deine Bedürfnisse einzigartig.

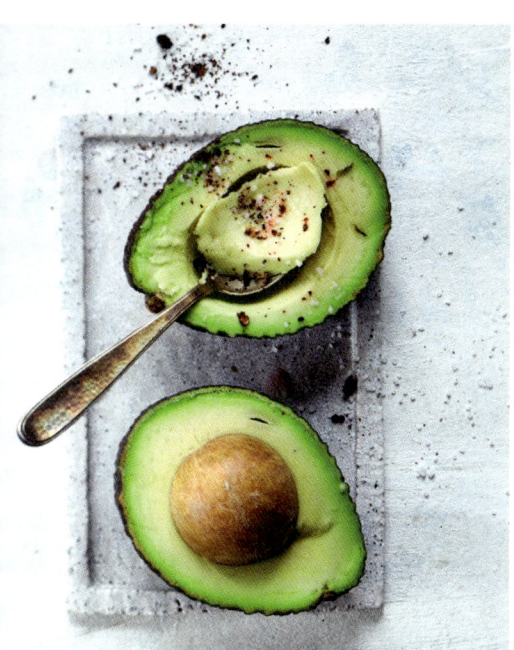

Lieber zweimal nehmen

Fällt es dir zu Beginn noch schwer, mit dem Essen aufzuhören, sobald du satt bist, kann es helfen, nicht direkt alles auf deinen Teller zu geben. Nimm dir zunächst eine kleine Portion und entscheide anschließend, ob du noch einen Nachschlag brauchst oder nicht. Benutze dabei gerne einen kleinen Teller und kleines Besteck, falls du durch die visuellen Eindrücke noch zu sehr beeinflusst wirst.

Doch Achtung, hier kommt erneut die visuelle Wahrnehmung ins Spiel, die uns das Erkennen der richtigen Portionsgröße erschwert. Studien zufolge essen wir nämlich mehr, wenn wir von einem großen Teller essen. Die Portionen wirken auf dem großen Teller kleiner, weshalb wir uns einbilden, nur eine kleine Portion gegessen zu haben. Um dieser Täuschung vorzubeugen, wird deshalb empfohlen, von einem kleinen Teller zu essen. Dieselbe Portionsmenge wirkt dadurch viel größer, wodurch wir uns einbilden,

PFANNENKAROTTEN

mit Kokosnuss

Einfach nur Karotten? Auch hier ist es eine Frage der Zubereitung. Angebraten in Öl
mit Senfkörnern, Currypulver, Kurkuma, Sternanis, Chiliflocken und Ingwer verfeinert,
bekommen sie eine besondere Würze. Und serviert mit Kokosspänen, Frühlingszwiebeln
und mariniertem Rindfleisch, wird aus einfachen Karotten ein kleines Geschmackserlebnis.

FÜR 2 PERSONEN
35 MINUTEN

200 g Rinderfilet
3 EL Sojasauce
5 große Karotten
1 Stück Ingwer (2 cm)
1 Frühlingszwiebel
2 EL Sprossen
2 EL Olivenöl
½ TL Senfkörner
½ TL Currypulver
½ TL gemahlene Kurkuma
1 Sternanis
¼ TL Chiliflocken
½ TL Salz
100 g Kokoschips oder
   frische Kokosspäne,
   nach Belieben

Das Rindfleisch in Streifen schneiden und 20 Minuten in der Sojasauce marinieren. Die Karotten schälen und in mundgerechte Stücke schneiden. Ingwer schälen und raspeln, Frühlingszwiebel waschen, putzen und in Ringe schneiden. Sprossen abbrausen und abtropfen lassen.

In einer tiefen Pfanne bei mittlerer Temperatur 1 EL Öl erhitzen und Senfkörner, Currypulver, Kurkuma, Sternanis und Chiliflocken hinzugeben und verrühren. Wenn die Senfkörner beginnen zu platzen, Karotten, Ingwer und Salz in die Pfanne geben. Gut verrühren und mit 50 ml Wasser ablöschen.

Einen Deckel auf die Pfanne legen und alles 5 Minuten bei schwacher Hitze weitergaren, bis die Karotten weich sind.

Inzwischen in einer weiteren Pfanne das restliche Olivenöl (1 EL) erhitzen und das Rindfleisch darin von allen Seiten 5–7 Minuten scharf anbraten, bis es anfängt zu bräunen, aber noch nicht zu trocken ist. Rindfleisch und Karotten in Schälchen anrichten, Kokoschips oder nach Belieben Kokosspäne untermischen, Frühlingszwiebelringe und Sprossen darüberstreuen.

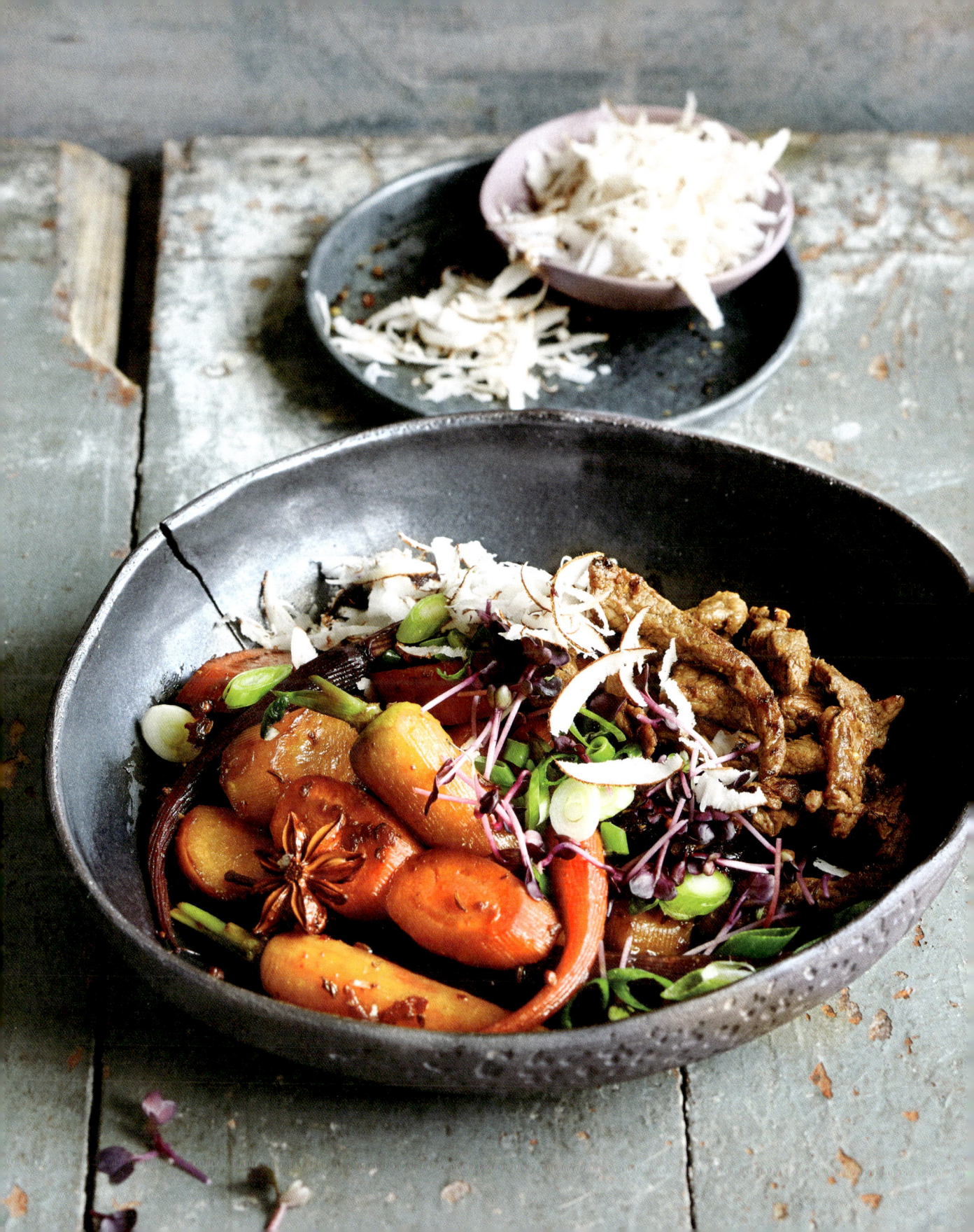

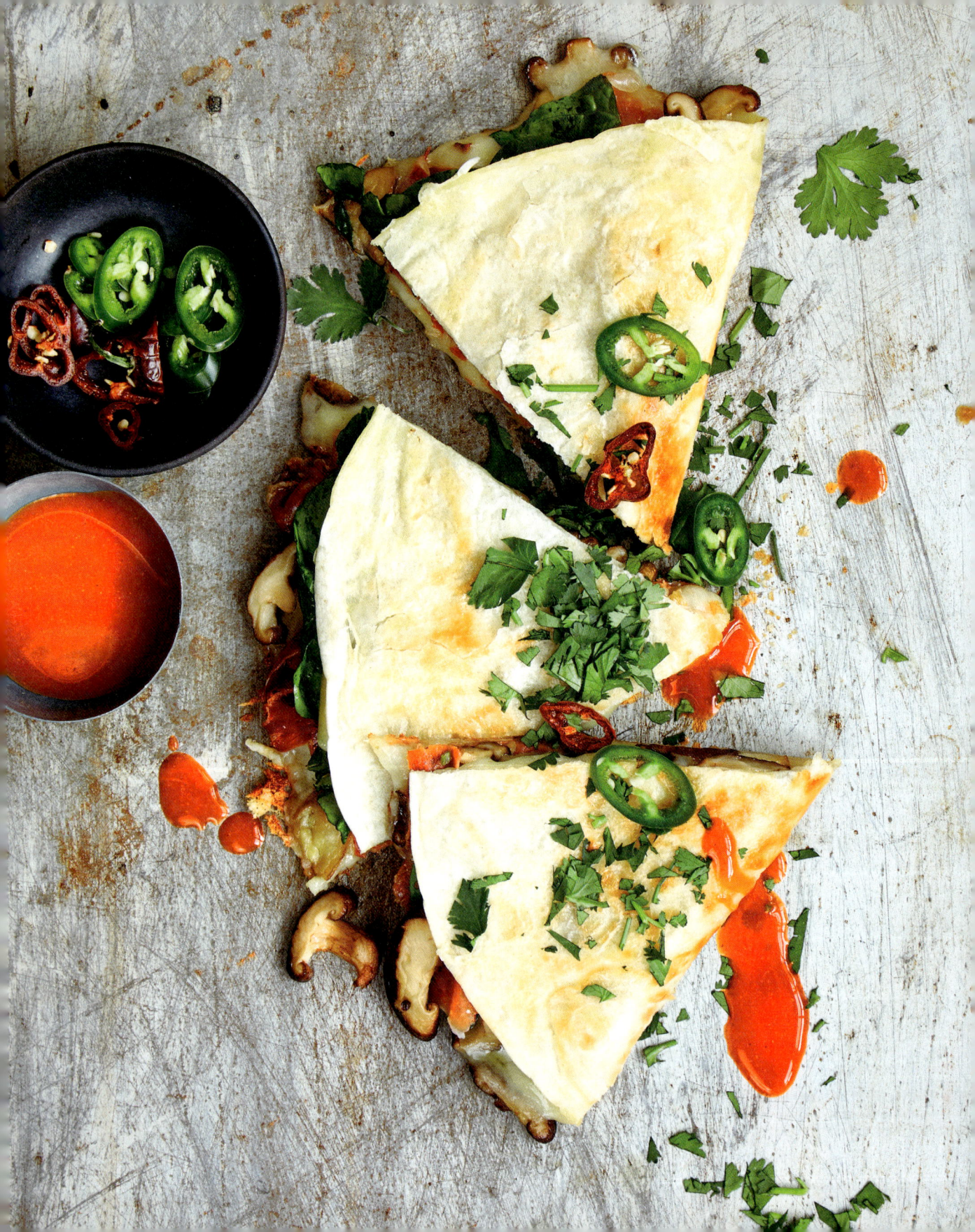

GEFÜLLTE TORTILLAFLADEN

mit Spinat, Pilzen und Serrano

Manchmal sind die einfachsten Rezepte die genialsten. So kann man bei der Zubereitung der gefüllten Tortillafladen nichts verkehrt machen. Dennoch kann sich das Ergebnis sehen lassen und schmeckt richtig klasse. Daher schwöre ich auf dieses Lunch-Gericht!

FÜR 2 PERSONEN
30 MINUTEN

50 g frischer Spinat
50 g Serranoschinken,
  in Scheiben
1 grüne Jalapeño-Chilischote
1 rote Chilischote
1 Bund Koriandergrün
100 g gemischte Pilze
1 EL Butter
1 Prise Salz
100 g mittelalter Gouda
2 extra große
  Weizentortilla-Wraps
2 TL Pflanzenöl
Chilisauce zum Servieren,
  nach Belieben

Den Spinat waschen und trockenschleudern. Schinken klein schneiden, Chilischoten waschen, entkernen und in Ringe schneiden. Das Koriandergrün waschen, trockenschütteln und hacken. Pilze putzen, mit Küchenpapier feucht abreiben und in Scheiben schneiden. Die Butter in einer Pfanne bei mittlerer Hitze zerlassen, Pilze dazugeben und 4–5 Minuten garen, dann mit Salz würzen.

Den Gouda reiben. Die Tortilla-Wraps auf einer Seite mit Pflanzenöl bepinseln und umdrehen. Auf einer Hälfte der trockenen Seite erst Käse, dann Pilze, Schinken und Spinat, dann wieder Käse schichten. Die unbelegte Hälfte des Tortilla-Wraps über die Füllung schlagen. Eine Pfanne auf mittlere Temperatur erwärmen und einen gefüllten Tortilla-Wrap vorsichtig hineinlegen. Nach 3–4 Minuten, wenn der Wrap unten goldbraun ist, einen Teller darauflegen und die Pfanne umdrehen, sodass der Wrap mit der knusprigen Seite nach oben auf dem Teller liegt. Wieder in die Pfanne gleiten lassen und die andere Seite 3–4 Minuten backen, bis der Käse geschmolzen ist. Aus der Pfanne nehmen. Den zweiten Wrap ebenso backen.

Die Wraps in Stücke schneiden, mit Koriandergrün und Chiliringen garniert servieren. Nach Belieben Chilisauce dazu reichen.

KÜRBIS-FETA-QUICHE

Dieses Rezept vereint zwei meiner Lieblingszutaten – Kürbis und Feta.
Zwar dauert die Zubereitung des Rezepts etwas länger,
doch die Mühe lohnt sich auf jeden Fall. Und mal ganz ehrlich:
Ist Vorfreude nicht auch immer die schönste Freude?

FÜR 2 PERSONEN
1 STUNDE 30 MINUTEN

200 g gemischte kleine
   Zwiebeln (z. B. Perlzwiebeln,
   Silberzwiebeln, kleine
   weiße Zwiebeln, Cipollini,
   Schalotten)
200 g Hokkaido-
   Kürbis-Fruchtfleisch
1 EL Olivenöl
Salz
frisch gemahlener
   schwarzer Pfeffer
1 Packung Dinkel-
   Quiche-Backmischung
   (z. B. von Bauckhof;
   alternativ fertiger Quiche-
   oder Mürbeteig)
3 Eier
200 g Schlagsahne
100 g Feta
einige Salbeiblätter
4 Zweige Thymian

Den Backofen auf 200 °C vorheizen. Zwiebeln abziehen und größere Exemplare halbieren. Das Kürbisfruchtfleisch in Stücke schneiden. Beides auf ein mit Backpapier belegtes Blech geben, mit Olivenöl beträufeln und mit Salz und Pfeffer würzen. Im Backofen 25–30 Minuten unter gelegentlichem Wenden rösten, bis Kürbis und Zwiebeln weich sind.

Inzwischen den Quicheteig nach Packungsangabe zubereiten und in eine Quicheform (Ø 24 cm) geben.

In einer Schüssel die Eier aufschlagen und mit Schlagsahne vermischen. Mit Salz und Pfeffer würzen. Geröstete Zwiebeln und Kürbis auf dem Quicheteig verteilen. Eiermischung darübergießen und Feta darauf zerkrümeln. Salbei und Thymian waschen, trockenschütteln und auf die Quiche streuen.

Im Backofen 30–40 Minuten backen, bis die Quiche goldbraun und die Füllung auch in der Mitte fest ist.

Wertschätzung für dein Essen ist wichtig. Du hast Zeit,
Liebe und Mühe in die Quiche gesteckt. Sei dir beim Essen
dessen bewusst und schätze deine Mahlzeit.

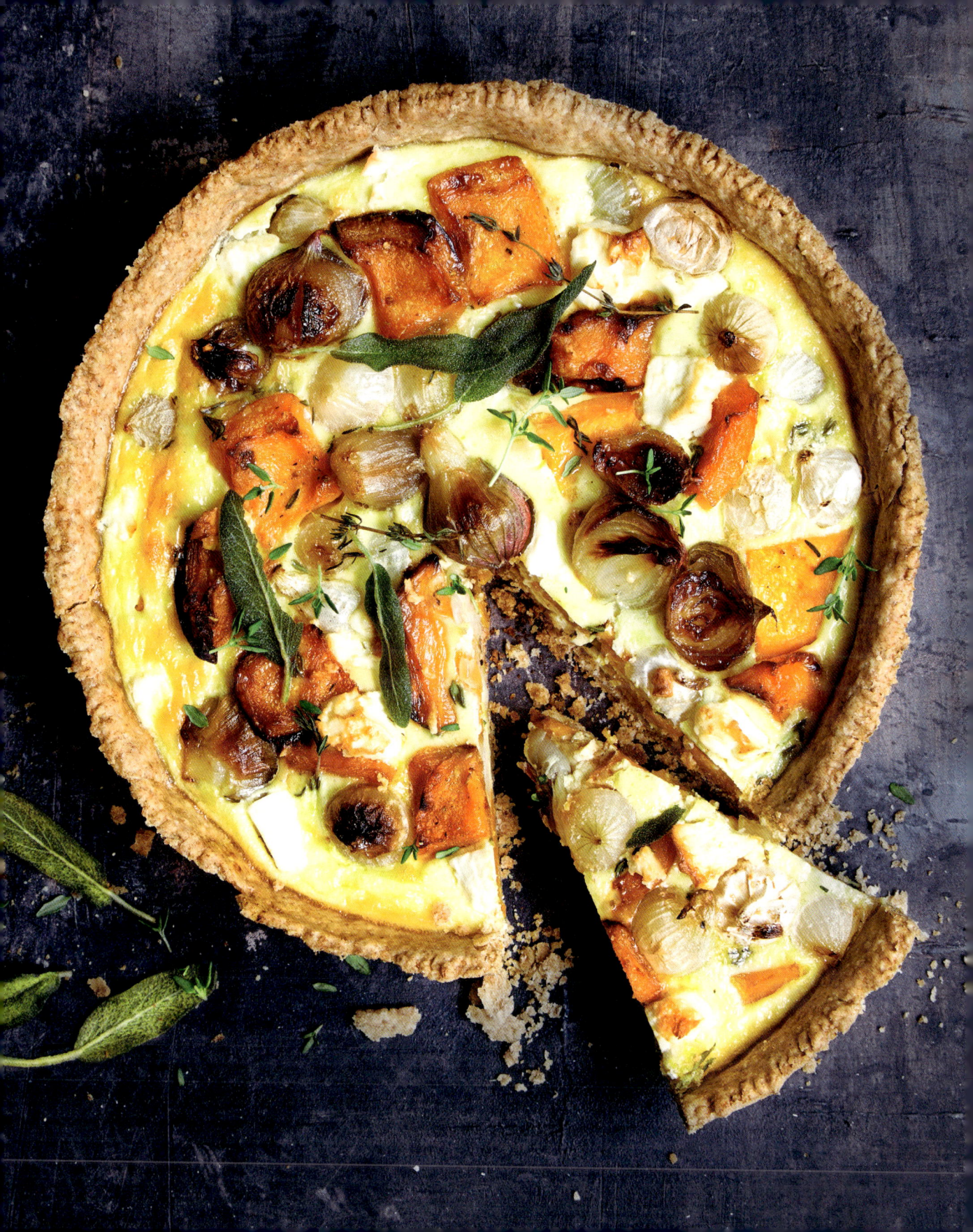

TOMATEN-BRUSCHETTA

mit grünen Oliven

Bruschetta zählt zu den traditionellen italienischen Antipasti, sie eignet sich aber auch als leichte Mahlzeit zwischendurch. Einfach das Brot leicht rösten, mit Knoblauch einreiben und mit Tomaten, Zwiebeln sowie Oliven belegen – und schon steht dem Genuss nichts mehr im Wege!

FÜR 2 PERSONEN
20 MINUTEN

2–3 mittelgroße Tomaten in
  verschiedenen Farben
1 Bund Basilikum
2 EL Olivenöl
1 TL Meersalz
½ kleine rote Zwiebel
1 Handvoll entsteinte
  grüne Oliven
2 große Scheiben
  Sauerteigbrot
1 Knoblauchzehe
½ TL frisch gemahlener
  schwarzer oder bunter
  Pfeffer

Die Tomaten waschen und in Scheiben schneiden. Das Basilikum waschen, trockenschütteln und die Blätter abzupfen – ein paar Blättchen zur Seite legen. Basilikum zusammen mit Tomaten, 1 EL Olivenöl und Salz in einer Schüssel gut vermischen und beiseitestellen. Die Zwiebel abziehen und in feine Streifen schneiden. Die Oliven grob hacken – nach Belieben einige zum Servieren ganz lassen.

In einer Pfanne das restliche Olivenöl (1 EL) erhitzen und die Brotscheiben von beiden Seiten darin goldbraun rösten. Den Knoblauch abziehen, halbieren und die Brotscheiben jeweils auf einer Seite damit einreiben. Tomaten auf das Brot legen und mit Zwiebelstreifen, Olivenstückchen und den restlichen Basilikumblättern bestreuen. Mit Pfeffer würzen und mit den ganzen Oliven servieren.

Denke daran, ausführlich zu kauen. Am besten kaust du jeden Bissen 20-mal. Verändert sich der Geschmack, je häufiger du kaust?

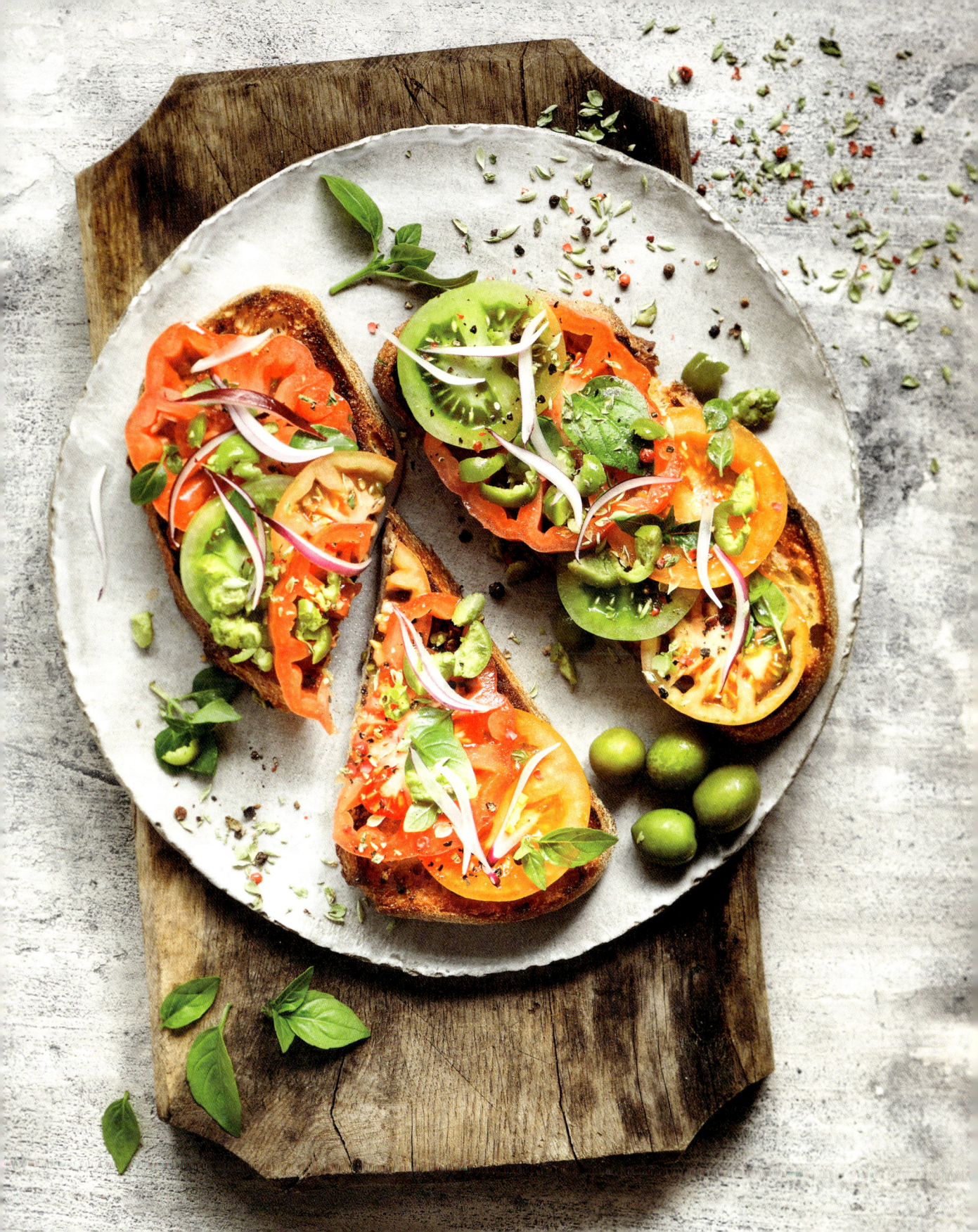

BROTSALAT

mit Lammhackbällchen

*Oft wird ein Salat erst durch ein paar extra Zutaten zu etwas ganz Besonderem –
in diesem Fall sind es selbst gemachte Croûtons. Als Beilage gibt es raffinierte Hackbällchen,
und damit ist diese Mahlzeit definitiv eine Klasse für sich!*

**FÜR 2 PERSONEN
45 MINUTEN**

1 Fenchelknolle
1 Orange
3 dicke Scheiben altbackenes
  Brot (z. B. Ciabatta)
5 EL Olivenöl
1 asiatische Aubergine
  oder eine kleine normale
  Aubergine
2 mittelgroße grüne Tomaten
50 g Salatblätter
1 Frühlingszwiebel
2–3 Radieschen
1 Schalotte
200 g Lammhackfleisch
30 g Pinienkerne
1 TL Ras el-Hanout
  (marok. Gewürzmischung)
Salz
frisch gemahlener
  bunter Pfeffer
1 EL Weißweinessig
1 TL Dijon-Senf

Den Fenchel putzen und waschen, das Fenchelgrün beiseite-legen. Die Knolle in mundgerechte Stücke schneiden und in einen tiefen Teller geben. Die Orange halbieren, über dem Fenchel ausdrücken und diesen ziehen lassen.

Das Brot in 1,5 cm große Würfel schneiden. In einer Pfanne 1 EL Öl erhitzen und die Brotwürfel darin in 3–4 Minuten rund-um goldbraun rösten. Aubergine, Tomaten und Salat waschen und abtropfen lassen. Die Aubergine in mundgerechte Stücke schneiden, Tomaten achteln. Frühlingszwiebel und Radieschen putzen, waschen und in Ringe bzw. feine Scheiben schneiden.

Die Schalotte abziehen und fein hacken. Mit Lammhackfleisch, Pinienkernen, Ras el-Hanout, Salz und Pfeffer verkneten. Da-raus Bällchen formen und 15 Minuten kalt stellen.

Inzwischen in einer Pfanne 1 EL Olivenöl erhitzen und die Aubergine darin 5–7 Minuten anrösten, bis sie weich ist.

Für die Vinaigrette den Orangensaft vom Fenchelteller ab-gießen und mit 1 EL Öl, Essig, Senf, Salz und Pfeffer mischen.

Das restliche Olivenöl (2 EL) in einer Pfanne erhitzen und die Hackbällchen darin 5–7 Minuten rundum scharf anbraten. Fen-chel, Aubergine, Tomaten, Frühlingszwiebel und Salat mit der Vinaigrette vermischen. Brotwürfel und Radieschen zufügen und den Salat mit den Hackbällchen anrichten.

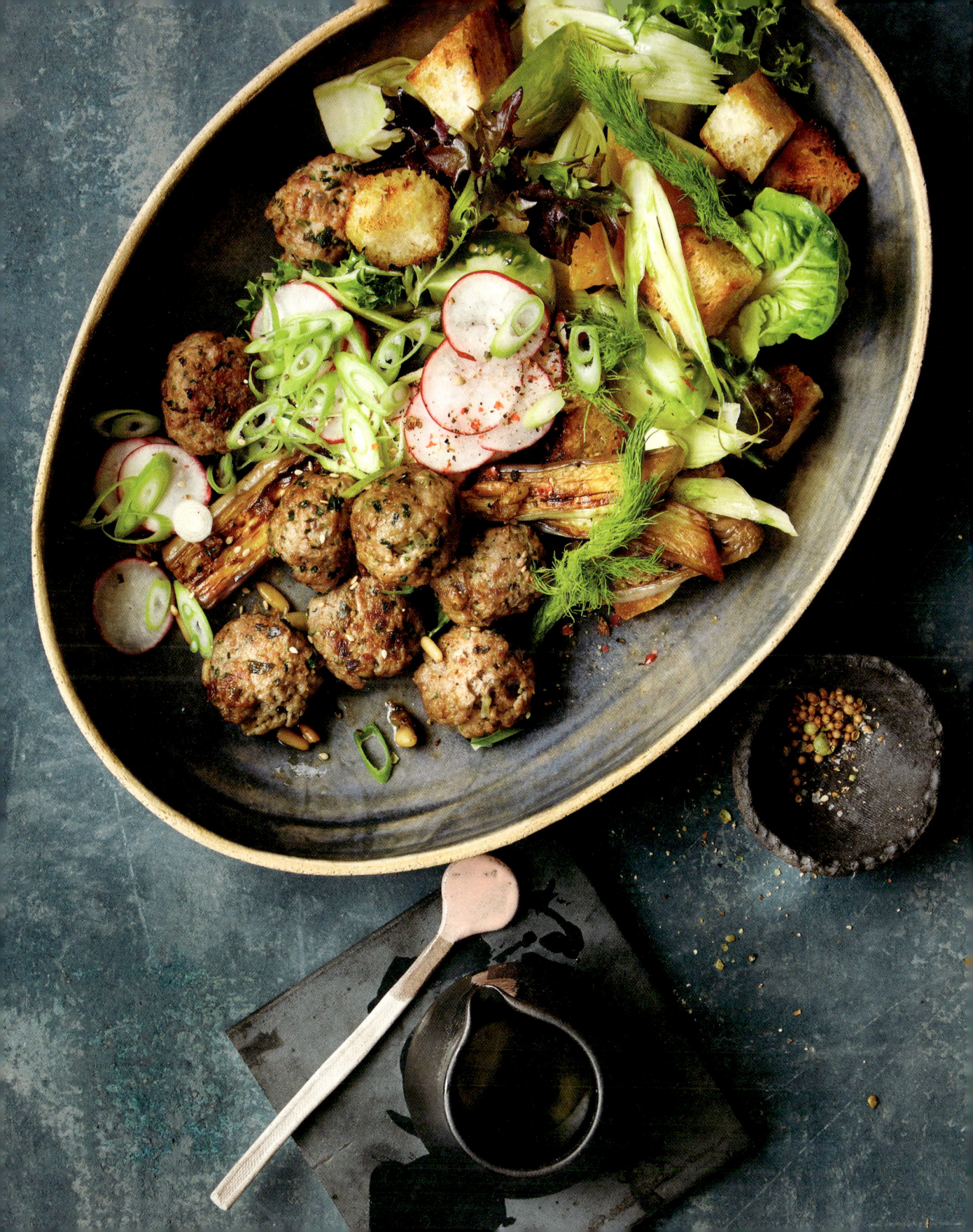

GEGRILLTER OBSTSALAT

mit Mandelmus-Joghurt

*Auch für den süßen Zahn gibt es ein passendes Gericht:
gegrilltes Obst mit Mandelmus-Joghurt, getrockneten Feigen
und knackigen Kernen. Eine fruchtig-süße,
aber dennoch gesunde Leckerei für die Mittagszeit.*

**FÜR 2 PERSONEN
15 MINUTEN**

2 Pfirsiche
2 Aprikosen
4 Pflaumen
2 frische Feigen
4 getrocknete Feigen
2 EL Mandelmus
100 g griechischer Joghurt
1 TL Pflanzenöl
2 EL gemischte Samen und
Körner (z. B. Sonnenblumenkerne, Kürbiskerne,
Buchweizen)
2–3 Zweige Zitronenthymian,
nach Belieben

Pfirsiche, Aprikosen, Pflaumen und frische Feigen waschen. Jeweils halbieren oder vierteln und (außer den Feigen) entsteinen. Getrocknete Feigen in Streifen schneiden. Das Mandelmus in einem kleinen Glas cremig rühren und dann locker unter den Joghurt ziehen.

Die frischen Früchte in einer leicht geölten Grillpfanne bei mittlerer Hitze von jeder Seite 4–5 Minuten anbraten, bis sie weich werden und anfangen zu karamellisieren.

Die gegrillten Früchte mit den getrockneten Feigen auf zwei Tellern anrichten, Mandelmus-Joghurt dazugeben und alles mit Samen und Körnern bestreuen. Den Zitronenthymian waschen, trockenschütteln und den Obstsalat damit bestreuen.

*Auch das Auge isst mit. Gib dir Mühe beim Anrichten des Gerichts.
So schätzt du deine Mahlzeit automatisch mehr und isst achtsamer.*

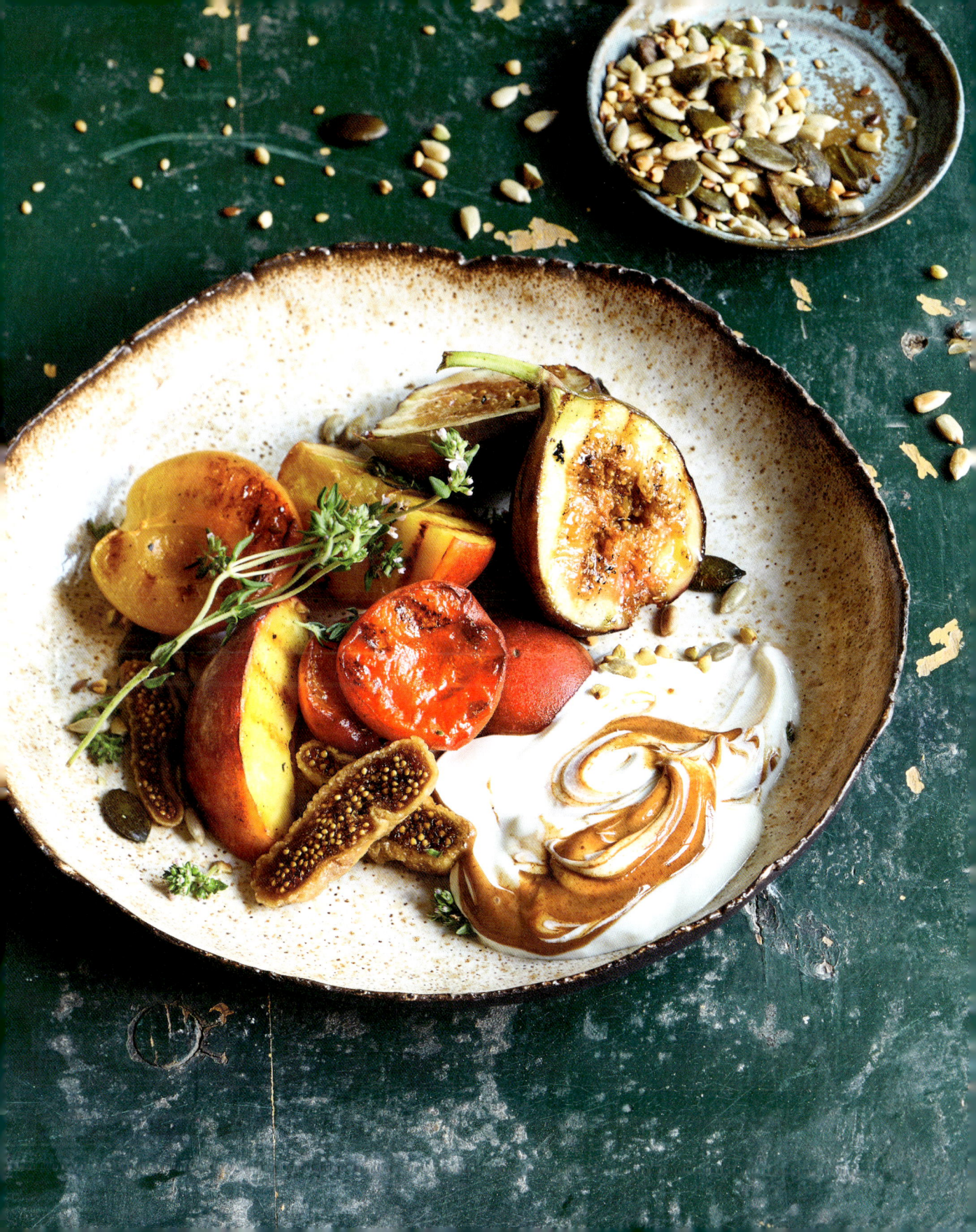

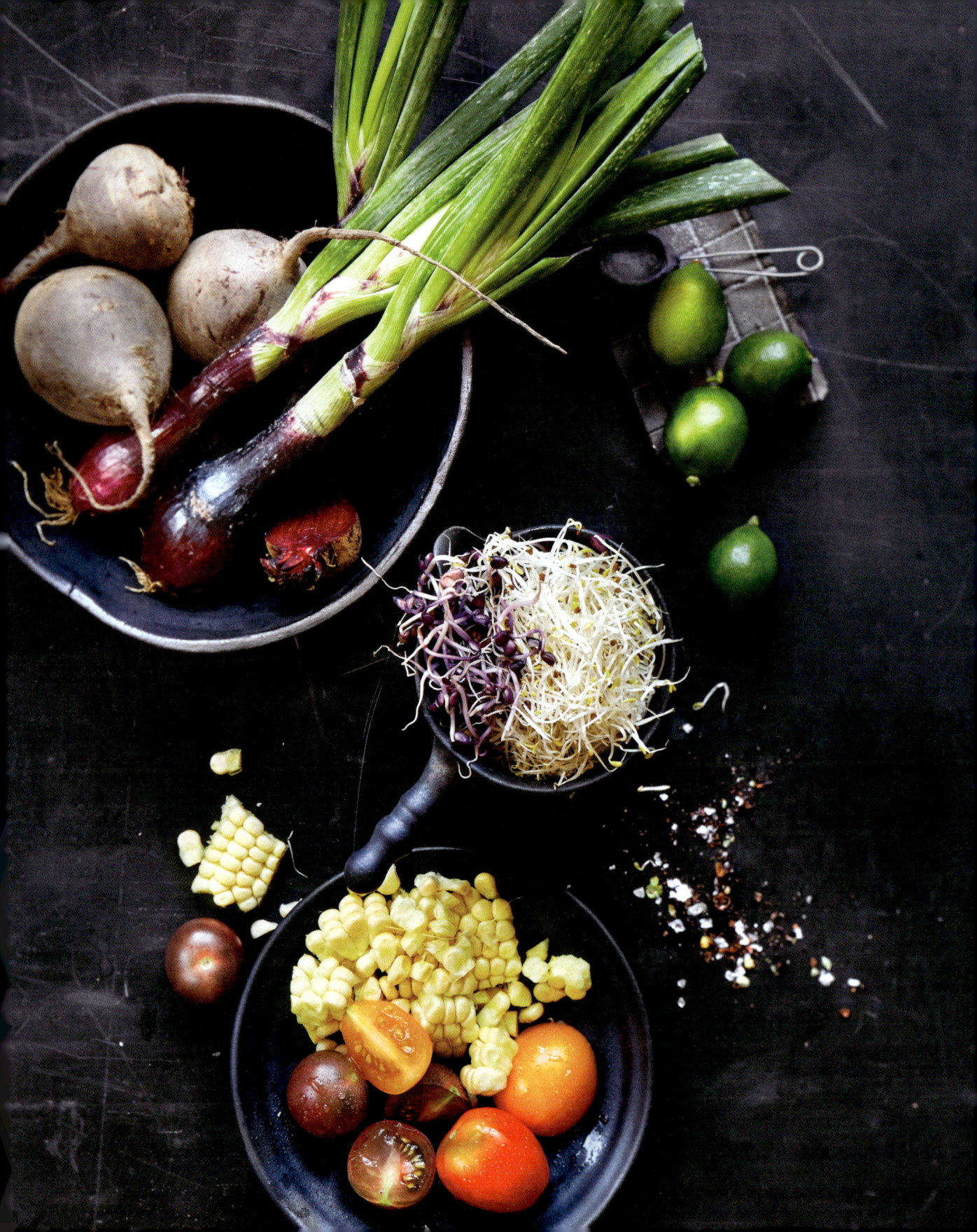

FEIERABEND-KÜCHE

Wenn wir am Abend erschöpft von der Arbeit nach Hause kommen, freuen wir uns auf ein reichhaltiges und leckeres Abendessen. Doch nicht immer haben wir die Muße, uns an den Herd zu stellen und selbst zu kochen, da wir zu ungeduldig oder zu unkreativ sind. Um dir dabei etwas auf die Sprünge zu helfen, liefert dir dieses Kapitel jede Menge neue Ideen, die dazu anregen, mit Vergnügen wieder selbst den Kochlöffel zu schwingen.

BACKBLECHENTE

mit Süßkartoffeln und Feigen

*Ente kennst du nur asiatisch knusprig oder bayerisch zu Weihnachten?
Dann solltest du dringend dieses Rezept ausprobieren.
Sommerlich-fruchtig und ganz easy in einem Schwung gebacken,
ist die Backblechente ein ganz besonderes Gericht.*

**FÜR 2 PERSONEN
50 MINUTEN**

4 Entenbrustfilets (à 200 g)
Meersalz
frisch gemahlener
　schwarzer Pfeffer
600 g violette Süßkartoffeln
3 Orangen
4 Feigen
3 EL Olivenöl
2–3 Zweige Rosmarin
3–4 Zweige Thymian
2–3 frische Lorbeerblätter
　(alternativ getrocknete)
3 EL dunkler Balsamico-Essig

Den Backofen auf 200 °C vorheizen. Die Entenbrustfilets kalt abbrausen, mit Küchenpapier trockentupfen und rundum mit 1 TL Salz und ½ TL Pfeffer einreiben. Die Haut kreuzweise mit einem scharfen Messer einritzen. Bei Zimmertemperatur ruhen lassen. Inzwischen die Süßkartoffeln schälen, waschen und längs in Spalten schneiden. 2 Orangen schälen und in Scheiben schneiden. Die Feigen waschen und halbieren.

Kartoffeln und Orangenscheiben in einer Schüssel mit 1 EL Olivenöl, 1 TL Salz und ½ TL Pfeffer vermischen. Kräuter waschen und trockenschütteln. Alles mit den Feigen auf ein Backblech legen und in den Backofen geben.

Nach etwa 20 Minuten das restliche Olivenöl (2 EL) in einer Pfanne erhitzen. Die Entenbrustfilets mit der Hautseite nach unten 5 Minuten scharf anbraten, bis die Haut knusprig wird. Dann zu den anderen Zutaten auf das Blech geben. Das Fett aus der Pfanne darüberträufeln und alles weitere 5–7 Minuten zusammen garen.

Inzwischen die übrige Orange auspressen. Den Saft mit dem Essig zum Bratensatz in die Pfanne geben. Bei mittlerer Hitze köcheln lassen, bis alles etwas dickflüssiger wird. Das Backblech aus dem Ofen nehmen und die Essig-Reduktion über alle Zutaten träufeln. Eventuell mit Salz und Pfeffer nachwürzen.

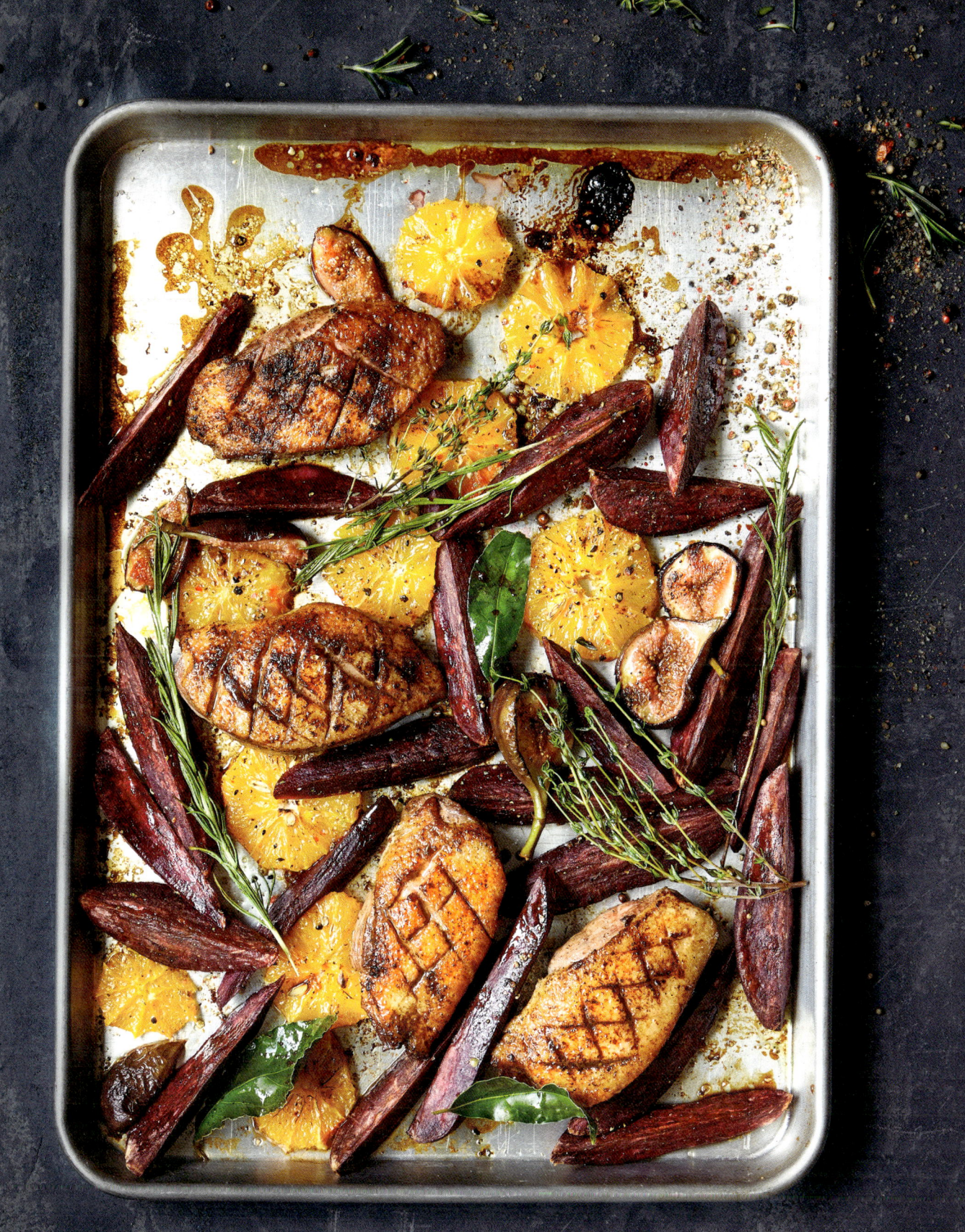

SPAGHETTIPÄCKCHEN

mit Meeresfrüchten und Tomaten

*Viele Supermärkte haben Fischtheken, an denen man
wunderbar frischen Fisch und frische Meeresfrüchte bekommt.
Und dann ist es auch gar nicht schwer, Seafood
selbst zuzubereiten – wie diese mediterrane Pasta beweist.*

FÜR 2 PERSONEN
15 MINUTEN

200 g Venusmuscheln
200 g Baby-Kalamari
  (küchenfertig)
2 Handvoll Kirschtomaten
1 Bund glatte Petersilie
1 Knoblauchzehe
2 EL Olivenöl
Meersalz
100 ml trockener Weißwein
½ TL Chiliflocken
frisch gemahlener
  weißer Pfeffer
250 g Spaghetti

Den Backofen auf 180 °C vorheizen. Die Muscheln gründlich mit kaltem Wasser säubern, Kalamari waschen, große Exemplare in Ringe schneiden. Die Kirschtomaten waschen. Die Petersilie waschen, trockenschütteln und fein schneiden. Den Knoblauch abziehen und fein hacken.

In einer Pfanne das Öl stark erhitzen und die Kalamari 1 Minute darin braten. Salzen und in einer Schüssel beiseitestellen.

Die Hitze reduzieren. Die Muscheln in die Pfanne geben und mit Knoblauch, Wein, Chiliflocken, Salz und Pfeffer etwa 5 Minuten garen, bis sich die Muscheln öffnen. Die geöffneten Muscheln aus der Pfanne nehmen, zu den Kalamari geben. Den Sud weitere 5 Minuten köcheln lassen.

In einem großen Topf gesalzenes Wasser zum Kochen bringen, die Spaghetti hineingeben und 5 Minuten garen. Abgießen, abtropfen lassen und zur Sauce in die Pfanne geben.

Je die Hälfte der Spaghetti auf zwei doppelte Lagen Backpapier in einen tiefen Teller geben. Tomaten, Muscheln und Kalamari auf den Spaghetti verteilen, mit Petersilie bestreuen. Den Sud aus der Pfanne darübergeben. Das Backpapier so falten, dass ein geschlossenes Päckchen entsteht und keine Flüssigkeit herauslaufen kann. Die Päckchen auf ein Backblech setzen und 5–7 Minuten im Ofen backen. Als Päckchen servieren.

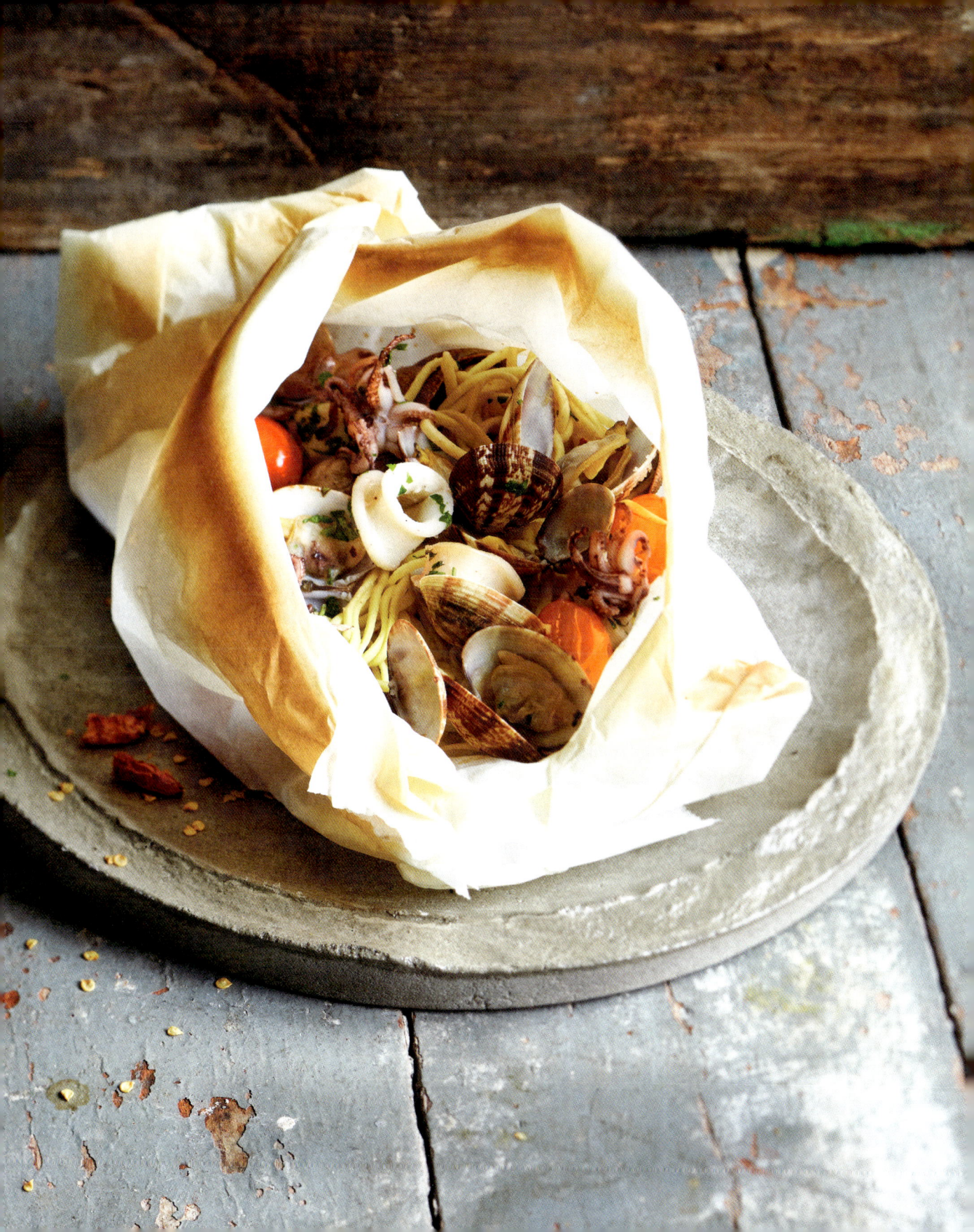

Die *Magie* des Kochens

Selbst zu kochen mag zunächst nach viel Aufwand klingen, doch es hat mehrere Vorteile. Wir wissen, was im Essen steckt, wir schätzen unsere Mahlzeit mehr wert und wir beschäftigen uns intensiv mit unserem Hunger, unserem Appetit und unserer Nahrung.

Für den einen ist es ein Vergnügen, für den anderen eine Last: Die Rede ist vom Kochen. In Zeiten von Fast Food, Lieferservice und Fertiggerichten besteht kaum noch die Notwendigkeit, sich in die Küche zu stellen und zu kochen. Dabei bringt das Kochen etwas ganz Magisches mit sich, das die intuitive Ernährung positiv beeinflusst. Denn wer sein Essen selbst kocht, weiß es erst richtig zu schätzen.

Schon bei der Rezeptsuche fängt der Zauber an. Aus einer Vielzahl an Rezepten wählen wir ein bestimmtes Gericht aus. Wir hören dazu vorher kurz in unseren Körper hinein und entscheiden uns dann für das Rezept, das uns in diesem Moment am meisten zusagt. Weiter

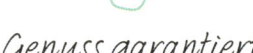

Genuss garantiert

Erste Inspirationen findest du im Rezeptteil des Buches für morgens, mittags und abends – und sogar für den süßen Zahn. Dabei sind die Rezepte so einfach gehalten, dass du nicht stundenlang in der Küche stehen musst. Probiere sie am besten direkt aus!

geht's mit dem Einkauf. Wir gehen in den Lebensmittelladen oder auf den Markt und halten Ausschau nach den frischesten Lebensmitteln. Dabei wählen wir nur das Beste für uns aus. Wieder zu Hause angekommen, machen wir uns liebevoll an die eigentliche Zubereitung.

Das Schöne am Kochen ist, dass wir ganz genau wissen, was im Kochtopf landet. So bekommen wir ein Gefühl für Mengen und Zutaten, was uns später beim Essen zugute kommt. Während das Essen vor sich hin kocht, wird es noch verfeinert und abgeschmeckt, und wir warten voller Freude darauf, dass es fertig ist und wir es endlich genießen können.

Das heißt: Bis das Essen endlich auf dem Tisch steht, haben wir Kreativität, Zeit und ganz viele Liebe in die Zubereitung gesteckt. Schon bevor wir den ersten Bissen überhaupt gekostet haben, wissen wir die Mahlzeit sehr zu schätzen. Wir essen sie viel achtsamer, was die Wahrnehmung der inneren Signale fördert (siehe Seite 48–49). Wir essen bedachter, versuchen die einzelnen Aromen der Zutaten herauszuschmecken und genießen das Gericht vom ersten bis zum letzten Bissen. Und genau das ist die Magie des Kochens, die wir weder bei der Fertigpizza noch beim Lieferservice erleben können.

Kenne dein *Warum*

Es ist immer wichtig, sich darauf zu besinnen, warum man etwas tut. Woher kommt die Motivation, warum möchte ich etwas verändern? Nur wenn ich das weiß, kann ich mich mit Elan an den Prozess machen und mit Erfolgen rechnen.

Veränderungen sind immer herausfordernd, da wir unsere gewohnten Strukturen verlassen müssen. Je festgefahrener diese sind, desto schwieriger wird es, sie zu verändern. Das Ernährungsverhalten, das wir bereits unser gesamtes Leben trainiert haben und täglich festigen, ist eine sehr feste Struktur. Dennoch ist es keineswegs unmöglich, sein Ernährungsverhalten zu optimieren oder sogar komplett auf den Kopf zu stellen. Wollen wir zum intuitiven Esser werden, weil wir mit unserem momentanen Ernährungsverhalten und dessen Folgen unzufrieden sind, so müssen wir aktiv an uns und unserem Verhalten arbeiten. So ist es möglich, auch hier Veränderungen zu schaffen.

Um sich das intuitive Essen anzueignen, sollten wir Methoden wie das bewusste und langsame Essen (siehe Seite 48–49 und 60–61) sowie das intensive Kauen (siehe Seite 113) berücksichtigen. Vor allem in der Anfangsphase kann es herausfordernd sein, an alle die Dinge zu denken und nicht in alte Ernährungsmuster zurückzufallen. Damit wir trotzdem motiviert bleiben, bis das intuitive Essen zur Selbstverständlichkeit geworden ist, ist es wichtig, sein eigenes »Warum« zu kennen. Warum möchten wir Veränderungen, weshalb sind wir mit unserem aktuellen Ernährungsstil unzufrieden und

was erhoffen wir, durch die intuitive Ernährung zu erreichen?

Wichtig ist hierbei, dass du dein »Warum« nicht mit deinem Ziel verwechselst. Gewicht zu verlieren, ist beispielsweise ein Ziel. Du solltest dich nun fragen, weshalb du dieses Ziel erreichen möchtest. Höre tief in dich hinein: Was ist dein Motor, was treibt dich an?

Aufschreiben hilft

Mache dir konkrete Gedanken zu deinem eigenen »Warum« und schreibe die Antworten ausführlich auf. Denn wenn du sie schriftlich festhältst, anstatt sie nur gedanklich durchzugehen, fühlst du dich deinen Antworten verbundener und bist bemüht, diesen gerecht zu werden. Hast du deine Beweggründe klar definiert, wird dein eigenes »Warum« dich immer wieder motivieren, dein Ziel nicht aus den Augen zu verlieren. Dein eigenes »Warum« ist wie ein Leuchtturm. Selbst wenn es mal turbulent wird, bleibst du dank ihm auf dem richtigen Kurs.

SOMMERLICHE PASTA

mit Mais und gelber Zucchini

Was passt gut zu Gelb? Noch mehr Gelb!
Diese Pasta ist sowohl optisch als auch geschmacklich der pure Sommer.
Statt Orecchiette können natürlich auch andere kurze
Nudeln verwendet werden, zum Beispiel Penne oder Rigatoni.

FÜR 2 PERSONEN
35 MINUTEN

250 g kurze Nudeln (z.B.
  Orecchiette, Farfalle
  oder Penne)
Salz
1 mittelgroße gelbe Zucchini
1 Maiskolben
2 Knoblauchzehen
50 g Parmesan
2 EL Olivenöl
1 getrocknete Chilischote
frisch gemahlener
  weißer Pfeffer

Die Nudeln nach Packungsangabe in gesalzenem Wasser garen.

Inzwischen die Zucchini putzen, waschen und mithilfe eines Spiralschneiders in lange Spiralen schneiden. Falls kein Spiralschneider zur Hand ist, die Zucchini längs in 1 cm dicke Scheiben schneiden und aus den Scheiben der Länge nach lange, dünne Streifen schneiden.

Den Mais waschen, hochkant auf ein Scheidebrett stellen und mit einem scharfen Messer die Maiskörner von oben nach unten abschneiden. Knoblauch abziehen und in Scheiben schneiden, Parmesan reiben oder in Spänen abziehen und beiseitestellen.

Das Olivenöl in einer Pfanne erhitzen und die Knoblauchscheiben hineingeben. Die Chilischote ins Öl bröseln und zusammen mit dem Knoblauch 2 Minuten erhitzen, bis der Knoblauch seinen Duft entfaltet. Den Mais dazugeben und 3–5 Minuten anbraten, bis er leicht angeröstet ist. Die Zucchinispiralen in die Pfanne geben und alles noch 3–5 Minuten braten.

Die Nudeln abgießen und dabei 50 ml Kochwasser auffangen, dieses mit in die Pfanne geben. Durchrühren, mit Salz und Pfeffer abschmecken. Die Nudeln ebenfalls in die Pfanne geben, alles gut mischen und mit dem Parmesan bestreut servieren.

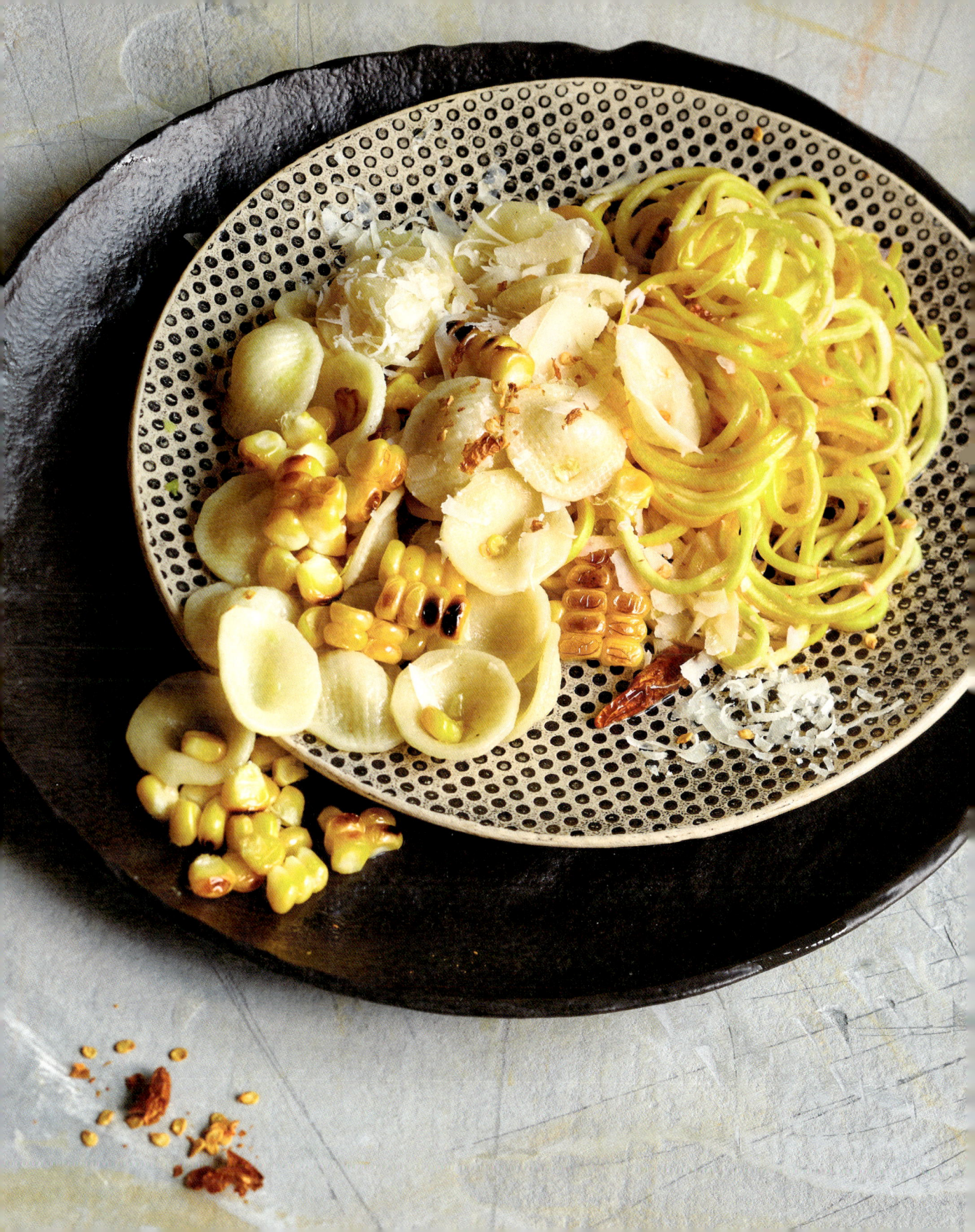

ROTE-BETE-BURGER

Wer Rote Bete nicht mag, hat wahrscheinlich noch nicht diese Burger probiert.
Mit frischen Knollen zu kochen, ist etwas ganz anderes, als die
Rote Bete aus dem Glas zu benutzen. Daher unbedingt die Mühe machen!
Und am besten Gummihandschuhe anziehen – die Knollen färben intensiv!

FÜR 2 PERSONEN
45 MINUTEN

2 mittelgroße Rote Beten
1 Ei
3 EL feine Haferflocken
Salz
frisch gemahlener
  schwarzer Pfeffer
1 EL Olivenöl
1 Bund Koriandergrün
1 Avocado
1 Limette
4 Salatblätter
2 Handvoll Sprossen
4 Essiggurken
1 kleine rote Zwiebel
2 Brötchen

Die Roten Beten schälen und grob raspeln. Das Ei in einer Schüssel aufschlagen und mit Rote-Bete-Raspeln und Haferflocken gut vermischen. Mit Salz und Pfeffer würzen. 20 Minuten stehen lassen, bis die Haferflocken den Saft der Bete aufgesogen haben. Aus der fertigen Rote-Bete-Masse zwei Burger-Bratlinge formen. Olivenöl in einer Pfanne erhitzen und die Bratlinge jeweils 3 Minuten von beiden Seiten anbraten.

Inzwischen das Koriandergrün waschen, trockenschütteln und klein hacken. Die Avocado halbieren, Kern entfernen und das Fruchtfleisch herauslösen. Dann mit einer Gabel fein zerdrücken. Die Limette auspressen und 2 EL Limettensaft, Salz, Pfeffer und Koriander mit dem Avocadomus vermengen.

Salatblätter und Sprossen waschen und abtropfen lassen. Essiggurken der Länge nach halbieren, die rote Zwiebel abziehen und in feine Ringe schneiden. Brötchen halbieren.

Auf die Brötchen erst die Salatblätter legen, darauf die fertigen Burger-Bratlinge. Avocadomus auf den Burgern verteilen, mit Gurken, Zwiebelringen und Sprossen belegen und die zweite Brötchenhälfte daraufsetzen.

Du hast noch nie mit frischer Roter Bete gekocht?
Wage dich an neue Zutaten und Rezepte heran, so erweiterst
du deinen Horizont und bewegst dich aus deiner Komfortzone.

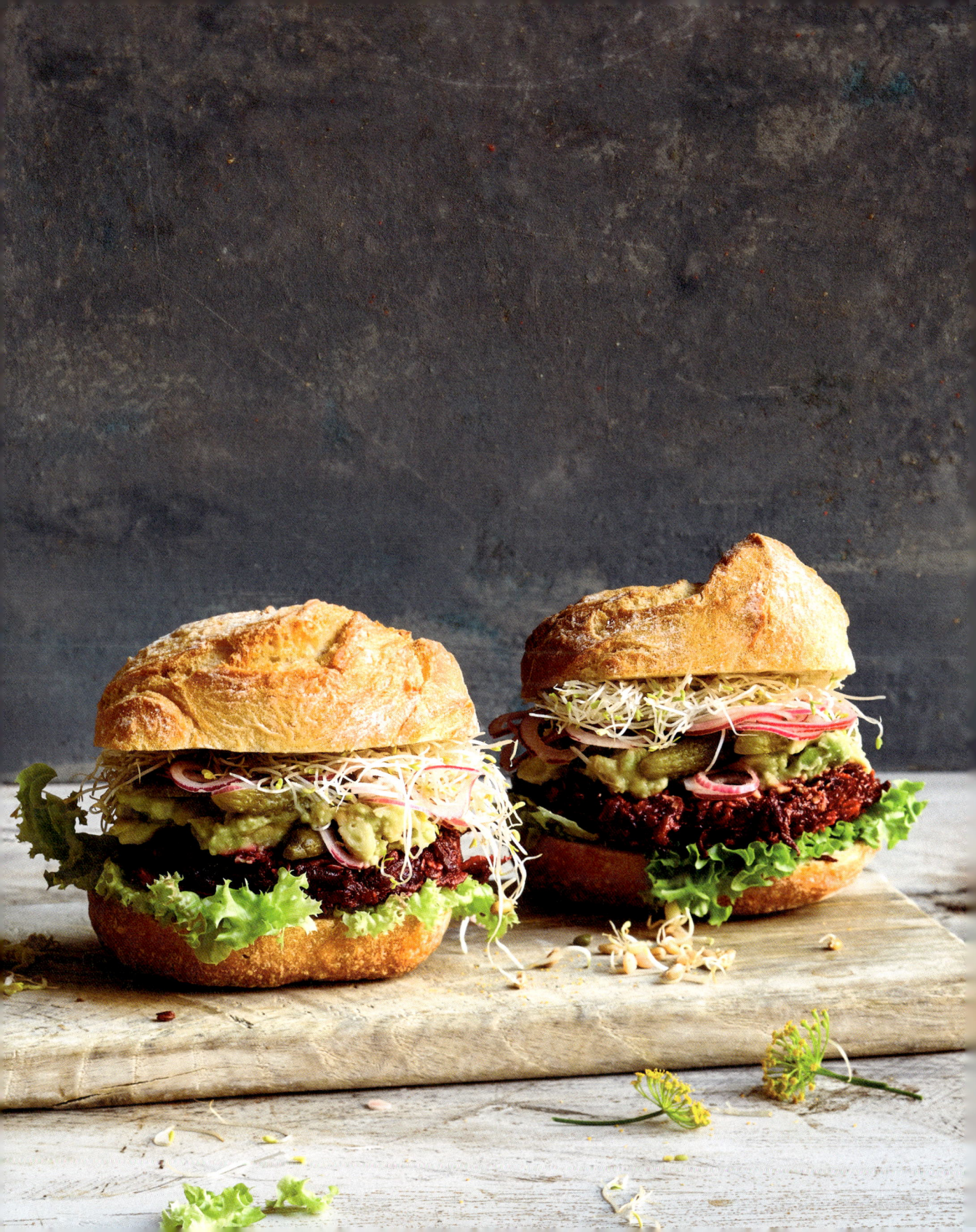

POLENTA-PIZZA

mit Camembert

Polenta ist so wunderbar cremig, dass ich sie am liebsten überall verwende – so auch als Pizzabodenersatz. Mit Camembert überbacken wird die Pizza schön deftig-würzig. Wenn keine Kräuterseitlinge erhältlich sind, kann man natürlich auch andere Pilze nehmen, etwa Steinpilze oder Champignons.

FÜR 4 PERSONEN
40 MINUTEN

1 EL Sonnenblumenöl
250 g Kräuterseitlinge
2 Knoblauchzehen
125 g Camembert
50 g Butter
Meersalz
frisch gemahlener
 schwarzer Pfeffer
1 Bund Thymian
450 ml Milch
200 g Maisgrieß
 (Instant-Polenta)

Die Grillfunktion des Backofens einschalten. Ein Backblech mit dem Sonnenblumenöl einfetten.

Die Kräuterseitlinge putzen und mit Küchenpapier abreiben. Dann längs in dünne Scheiben schneiden. Den Knoblauch abziehen und in Scheiben schneiden, den Camembert in Scheiben schneiden und beiseitestellen.

Butter in einer Pfanne zerlassen, Kräuterseitlinge und Knoblauch hinzugeben, mit Salz und Pfeffer würzen und 5 Minuten unter Rühren bei starker Hitze anbraten. Den Thymian waschen, trockenschütteln und hinzugeben, noch 2 Minuten braten, bis die Pilze goldbraun sind. Die Pfanne zugedeckt beiseitestellen.

In einem mittelgroßen Topf die Milch bei starker Hitze zum Kochen bringen und dann nach und nach den Maisgrieß einrühren. Mit Salz und Pfeffer würzen. Dann bei schwacher Hitze unter Rühren noch so lange köcheln lassen, bis die Polenta anfängt, fest zu werden.

Die Polenta auf das Backblech geben und mit einem Löffel zu einem etwa 3 cm dicken Rechteck formen. Das Pilz-Gemisch auf der Pizza verteilen und die Camembert-Scheiben darüberlegen. Die Polenta-Pizza auf der mittleren Schiene des Ofens 5–6 Minuten backen, bis der Käse verläuft.

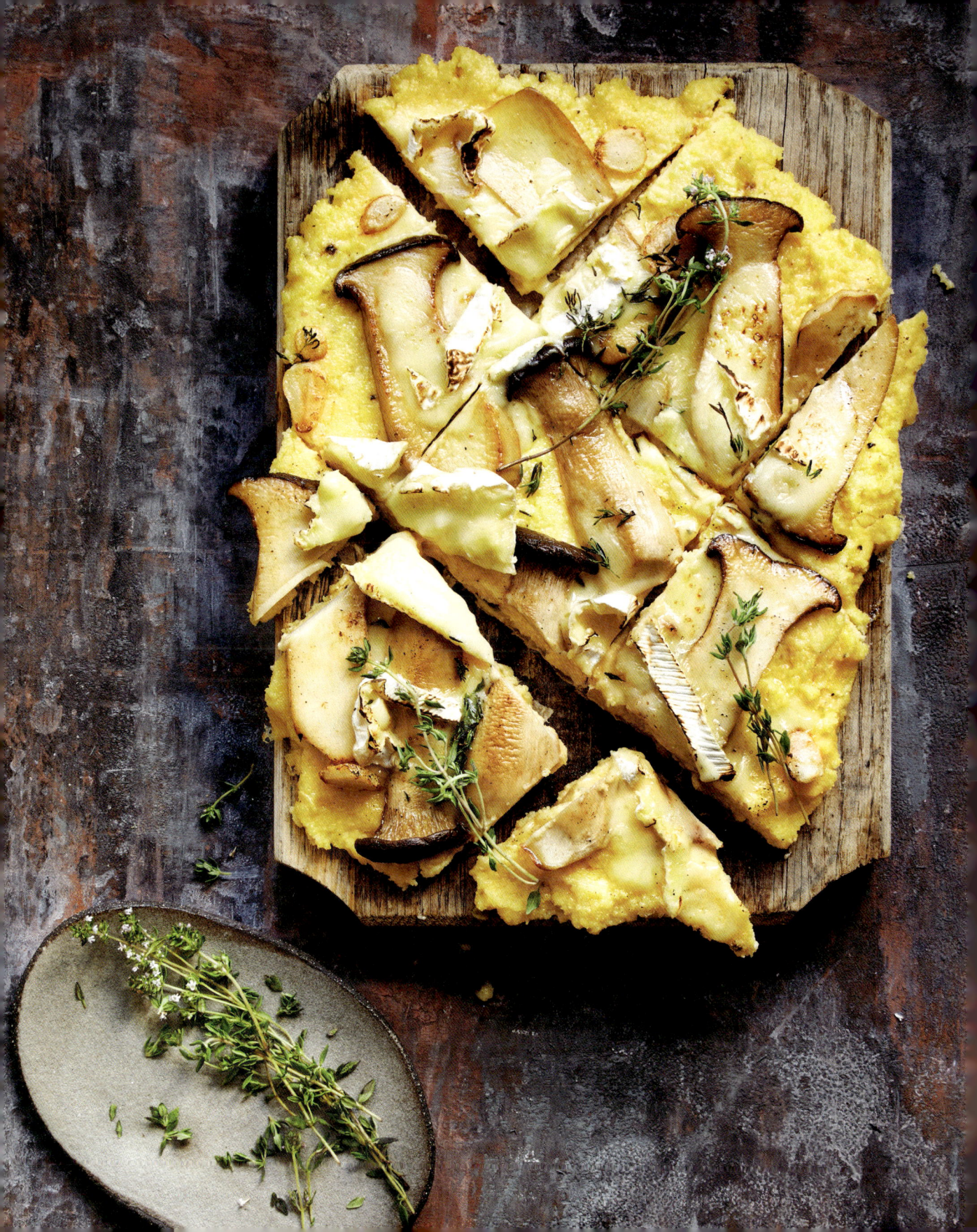

Das Essen
als *alleinige* Aktivität

Jeder kennt das: Beim Frühstück die neuesten Nachrichten checken, mittags am Schreibtisch nebenbei essen und abends vor dem Fernseher. Es ist praktisch, aber sehr, sehr ungesund. Wir sollten uns immer auf unser Essen konzentrieren, bewusst und achtsam essen und uns von nichts ablenken lassen.

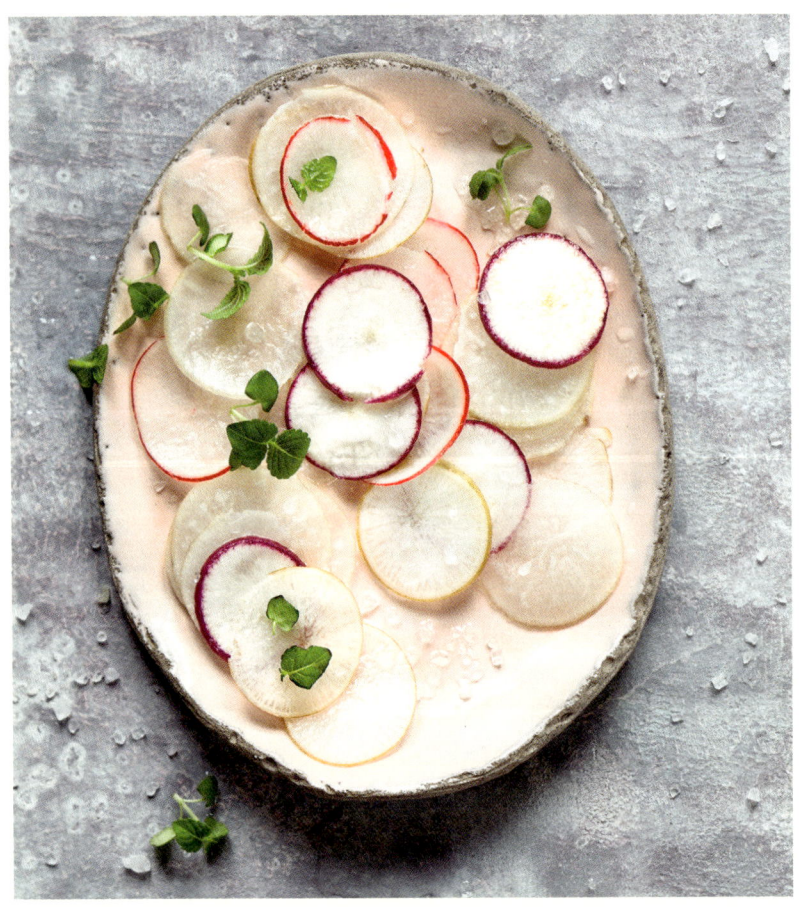

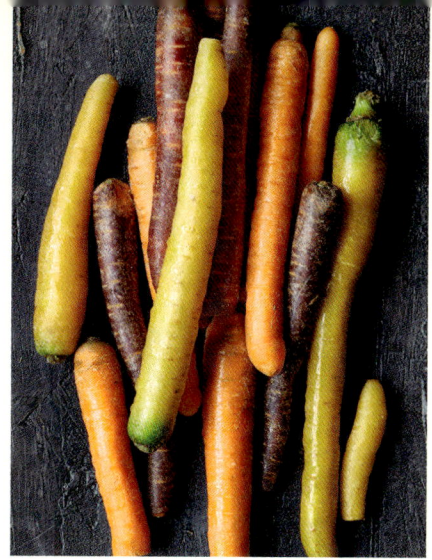

Laut einer empirischen Erhebung verbringt der deutsche Durchschnittsbürger in seinem kompletten Leben insgesamt 5 Jahre nur mit essen. Kein Wunder, dass uns dabei mit der Zeit langweilig wird. Also greifen wir zum Handy, zum Buch oder schalten den Fernseher an, sobald es ans Essen geht. Es findet oft nur nebenbei statt, der Hauptfokus liegt darauf, unterhalten zu werden. Das führt jedoch zu einem großen Problem, denn unser Gehirn hat nur eine begrenzte Aufmerksamkeitskapazität. Dadurch ist es uns nicht möglich, das Augenmerk auf mehrere Aufgaben gleichzeitig zu richten. Werden wir beim Essen durch Lesen oder Fernsehen abgelenkt, nehmen wir die Aromen der Zutaten weniger wahr. Um die fehlende Intensität des Geschmackeindrucks auszugleichen, neigen wir dazu, mehr zu essen, was über einen längeren Zeitraum Übergewicht begünstigt.

Neben dem weniger wahrgenommenen Geschmack führt die Ablenkung beim Essen allerdings noch zu einem weiteren Nachteil, der sich besonders auf die intuitive Ernährung auswirkt. Fernseher, Handy und Co. lenken nämlich nicht nur von der Geschmackswahrnehmung ab, sondern auch von der Wahrnehmung der körperlichen Signale. Folgen wir beim Essen gespannt einer Serie, haben wir nicht mehr ausreichend Kapazität, um unser Sättigungssignal wahrzunehmen. Die Wahrscheinlichkeit, dass wir den Sättigungspunkt verpassen, steigt dadurch an und wir essen viel größere Mengen. Durch die Ablenkung beim Essen nehmen wir uns also nicht nur die Möglichkeit einer bewussten Pause im stressigen Alltag, sondern riskieren, mehr zu essen, als der Körper eigentlich benötigt.

Statt dich durch andere Beschäftigungen abzulenken, solltest du das Essen als alleinige Aktivität sehen. Denn erst wenn du ihm die volle Aufmerksamkeit schenkst, nimmst du die gesamte Fülle an Aromen wahr und kannst die Mahlzeit so richtig genießen. Fange also an, aus jeder Mahlzeit ein kleines Fest zu machen. Nimm dir Zeit dafür und sei mit allen Sinnen dabei.

Spaß am Essen

Sollte dir beim Essen langweilig werden, fokussiere dich umso mehr auf deine Mahlzeit. Welche Lebensmittel oder Geschmacksrichtungen kannst du herausschmecken und welche Konsistenz hat dein Essen? Finde wieder Spaß am Essen und mache ein kleines Erlebnis daraus!

AVOCADO-HALLOUMI-TACOS

mit Mangosalsa

Avocado ist im Trend und das nicht ohne Grund.
Die grüne Frucht ist sehr anpassungsfähig
und gesellt sich hier zu Mango, Koriander und Halloumi.
Eine unwiderstehliche Kombination!

FÜR 2 PERSONEN
40 MINUTEN

1 Avocado
1 Knoblauchzehe
1 Limette
Salz
frisch gemahlener
  bunter Pfeffer
1 Mango
100 g Kirschtomaten
1 rote Zwiebel
1 Bund Koriandergrün
¼ Radicchio
250 g Halloumi
1 EL Olivenöl
4 Maistortillas
schwarze Sesamsamen
Chilisauce zum Servieren
Limettenspalten, nach
  Belieben

Die Avocado schälen, Kern entfernen und das Fruchtfleisch mit einer Gabel in einer kleinen Schüssel grob zerdrücken. Den Knoblauch abziehen und durch eine Presse drücken. Die Limette ausdrücken und die Hälfte des Safts mit Knoblauch und je 1 Prise Salz und Pfeffer unter das Avocadomus rühren. Beiseitestellen.

Die Mango schälen, das Fruchtfleisch vom Stein schneiden und und in kleine Würfel schneiden. Kirschtomaten waschen und vierteln, die Zwiebel abziehen und fein würfeln. Das Koriandergrün waschen, trockenschütteln und klein hacken. Mango, Kirschtomaten, Zwiebel und die Hälfte des Korianders mit dem restlichen Limettensaft mischen und ziehen lassen.

Den Raddicchio putzen, waschen und in feine Streifen schneiden.

Den Halloumi in mundgerechte Stücke schneiden. Öl in einer Pfanne erhitzen und den Halloumi bei mittlerer Hitze 3–4 Minuten von allen Seiten goldbraun anbraten. Beiseitestellen.

Die Maistortillas in einer Pfanne ohne Fett kurz von beiden Seiten anwärmen, auf Teller geben und mit Avocadomus bestreichen. Auf das Avocadomus jeweils ein Viertel des Halloumi verteilen, mit Mangosalsa anrichten und mit Radicchiostreifen, dem restlichen Koriander und Sesam bestreuen. Mit Chilisauce beträufeln und nach Belieben mit Limettenspalten servieren.

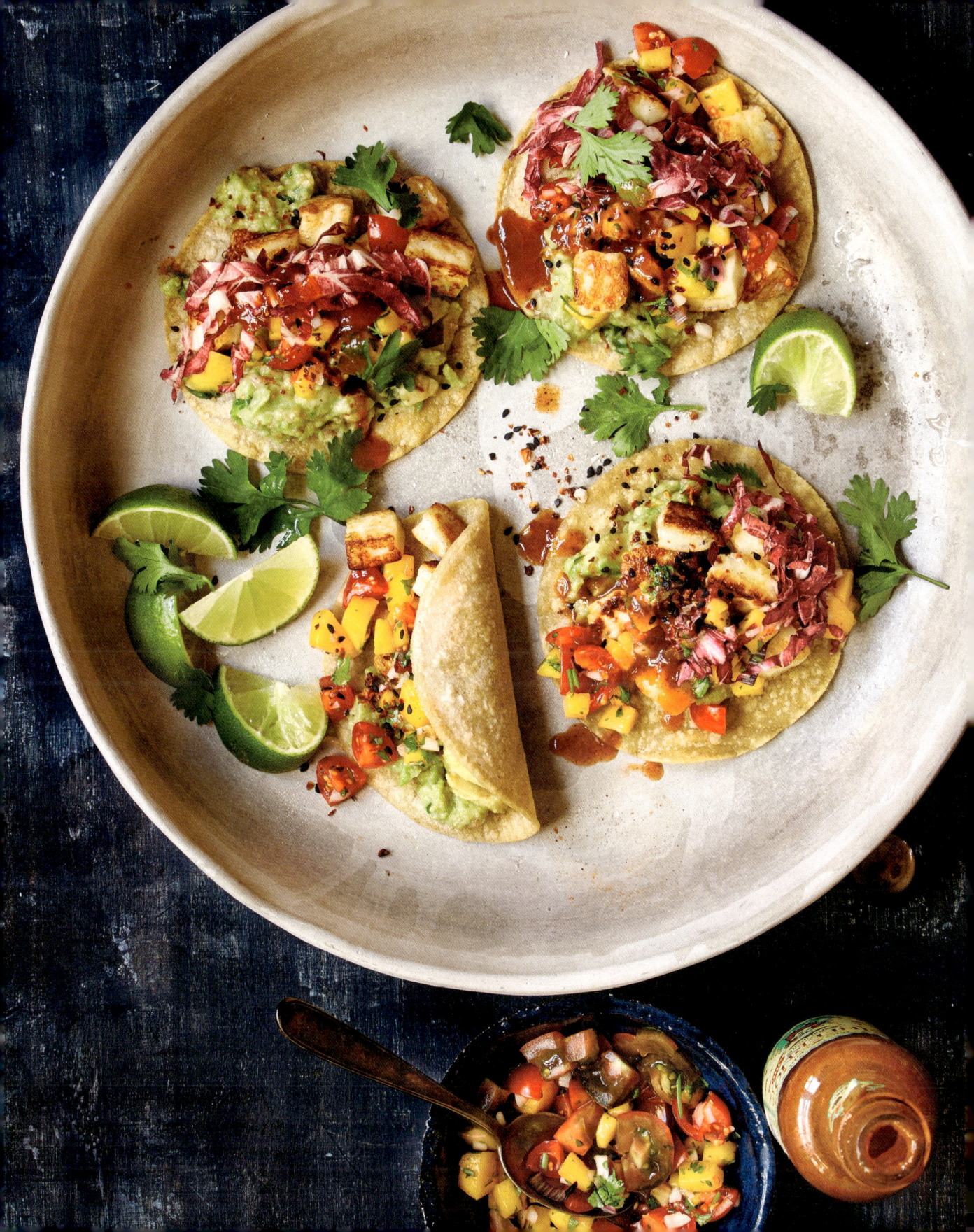

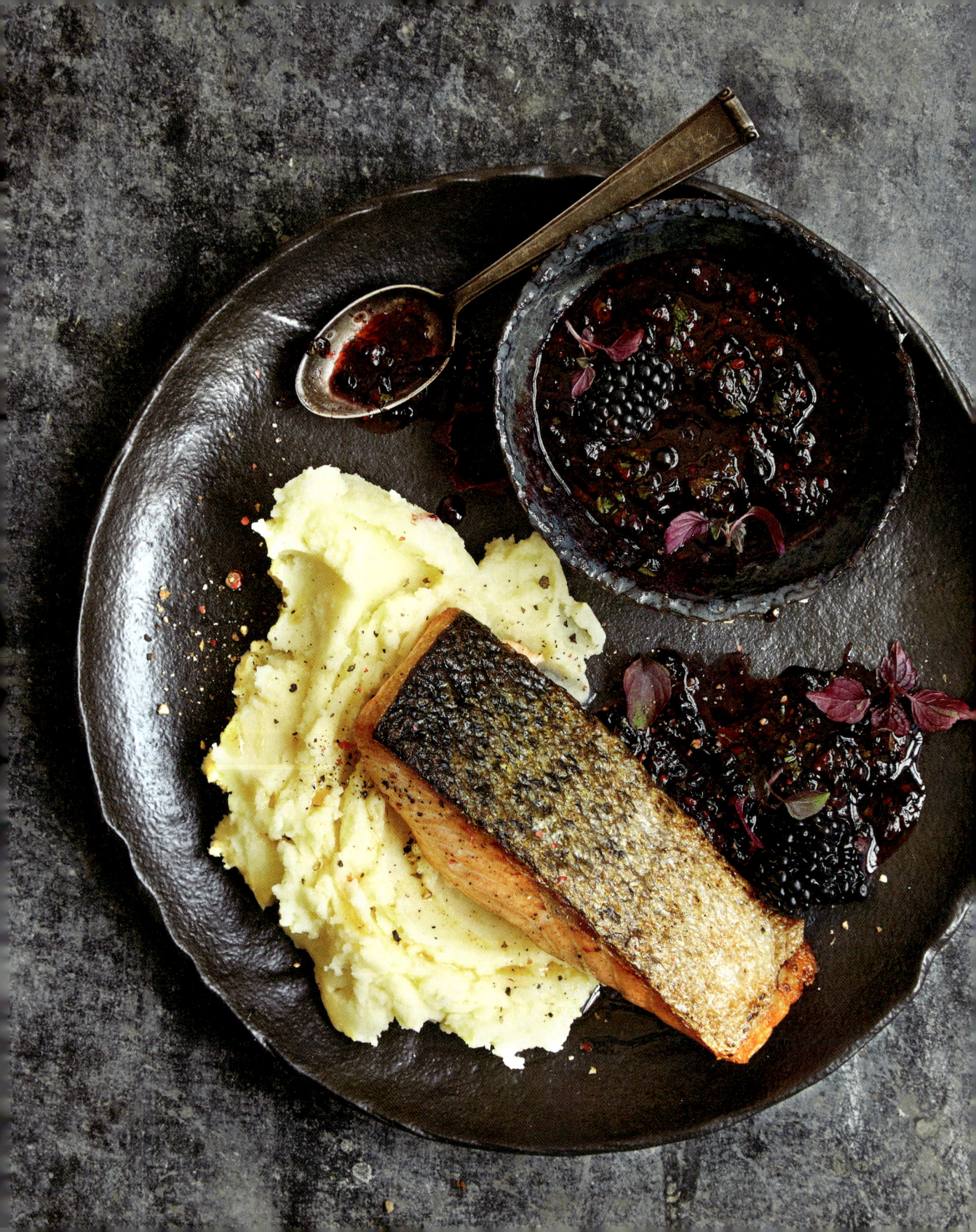

GEBRATENER LACHS

mit Brombeersauce

Lachs gehört zu meinen Lieblingsgerichten. Mit Kartoffelpüree und Brombeersauce ergeben sich tolle Kontraste – weich zu knusprig, warm zu kalt, fruchtiges Aroma zu Kräuternoten. Da wird das Essen selbst zum spannenden Erlebnis!

FÜR 2 PERSONEN
40 MINUTEN

125 g Brombeeren (frisch
  oder TK, aufgetaut)
einige Stängel Minze
einige Stängel Koriandergrün
einige Stängel Estragon
Koriandersamen
Chiliflocken
2 EL Granatapfelsirup
4 mittelgroße mehlig-
  kochende Kartoffeln
Salz
2 EL Butter
70 ml Milch
frisch gemahlener
  schwarzer Pfeffer
1 Prise frisch gemahlene
  Muskatnuss
2 Lachsfilets mit Haut
  (à 200 g)
2 EL Olivenöl
einige lila Basilikumblättchen,
  nach Belieben

Frische Brombeeren und Kräuter waschen. Beeren abtropfen lassen, Kräuter trockenschütteln und die Blättchen abzupfen. Brombeeren, Kräuterblättchen, Koriandersamen, Chiliflocken und Granatapfelsirup in einen Mixer geben und ganz kurz zu einer stückigen Sauce zerkleinern.

Die Kartoffeln schälen, waschen und grob würfeln. In einen Topf geben und so viel gesalzenes Wasser dazugeben, dass die Kartoffeln bedeckt sind. Aufkochen und die Kartoffeln zugedeckt etwa 20 Minuten garen, bis sie weich sind. Das Wasser abgießen und die Kartoffeln im Topf 1–2 Minuten auf dem Herd stehen lassen, bis alle Flüssigkeit verdampft ist.

Inzwischen Butter und Milch in einem kleinen Topf erwärmen, sodass die Butter schmilzt und sich gut mit der Milch vermischt. Die Kartoffeln stampfen und nach und nach den Butter-Milch-Mix dazugeben, bis der Kartoffelbrei geschmeidig und glatt ist. Mit Salz, Pfeffer und Muskat abschmecken. Warm halten.

Die Lachsfilets kalt abbrausen, mit Küchenpapier trockentupfen und mit Salz und Pfeffer würzen. Olivenöl in einer Pfanne erhitzen und die Lachsfilets darin auf der Hautseite 5 Minuten anbraten, bis die Haut sehr knusprig ist. Wenden und von allen Seiten braten, bis der Lachs beginnt, goldbraun zu werden. Mit Püree und Brombeersauce servieren und nach Belieben mit Basilikum bestreuen.

KRÄUTERGARNELEN

Diese schnellen Garnelen sind ein wunderbar sommerliches
Abendessen, das ich sehr gerne mit einem Glas kühlem Weißwein genieße.
Das Selberpellen und Fingerabschlecken gehört dazu
und macht das Ganze umso leckerer.

FÜR 4 PERSONEN
25 MINUTEN

1 kg Garnelen mit Schwanz,
  entdarmt
3–4 Knoblauchzehen
1 Bund glatte Petersilie
½ Bund Schnittlauch
3 kleine Zitronen
Salz
100 g Butter
frisch gemahlener
  bunter Pfeffer
Chiliflocken
400 ml Ketchup
2 TL Worcestersauce
2 TL Sahnemeerrettich

Die Garnelen in einem Sieb unter kaltem Wasser abbrausen und mit Küchenpapier trockentupfen. Den Knoblauch abziehen und fein würfeln. Die Kräuter waschen, trockenschütteln und hacken. 2 Zitronen heiß abbrausen, trockentupfen und in Spalten schneiden.

In einem großen Topf gesalzenes Wasser zum Kochen bringen. Die Garnelen in das Wasser geben und 3–5 Minuten kochen, bis sie pink und gerade gar sind. Abgießen und mit der Hälfte der Zitronenspalten in eine große Schüssel geben.

Inzwischen die Butter in einer kleinen Pfanne zerlassen und den Knoblauch darin 1–2 Minuten anschwitzen, bis er anfängt, zu duften. Kräuter dazugeben und kurz in der Butter schwenken, dann alles über die Garnelen geben und gut vermischen. Die dritte Zitrone halbieren, eine Hälfte über den Garnelen ausdrücken, diese mit Salz, Pfeffer und Chiliflocken würzen und alles gut vermischen. Mit den restlichen Zitronenspalten auf Tellern anrichten.

Für die Sauce die andere Zitronenhälfte auspressen. Ketchup, Worcestersauce und Meerrettich mit 2 TL Zitronensaft vermischen. Die Sauce als Dip zu den Garnelen servieren.

Dieses Rezept ist super, da du dir durch das Schälen der Garnelen
automatisch Zeit lässt beim Essen. So kannst du die Signale deines
Körpers gut wahrnehmen und weißt, wann du satt bist.

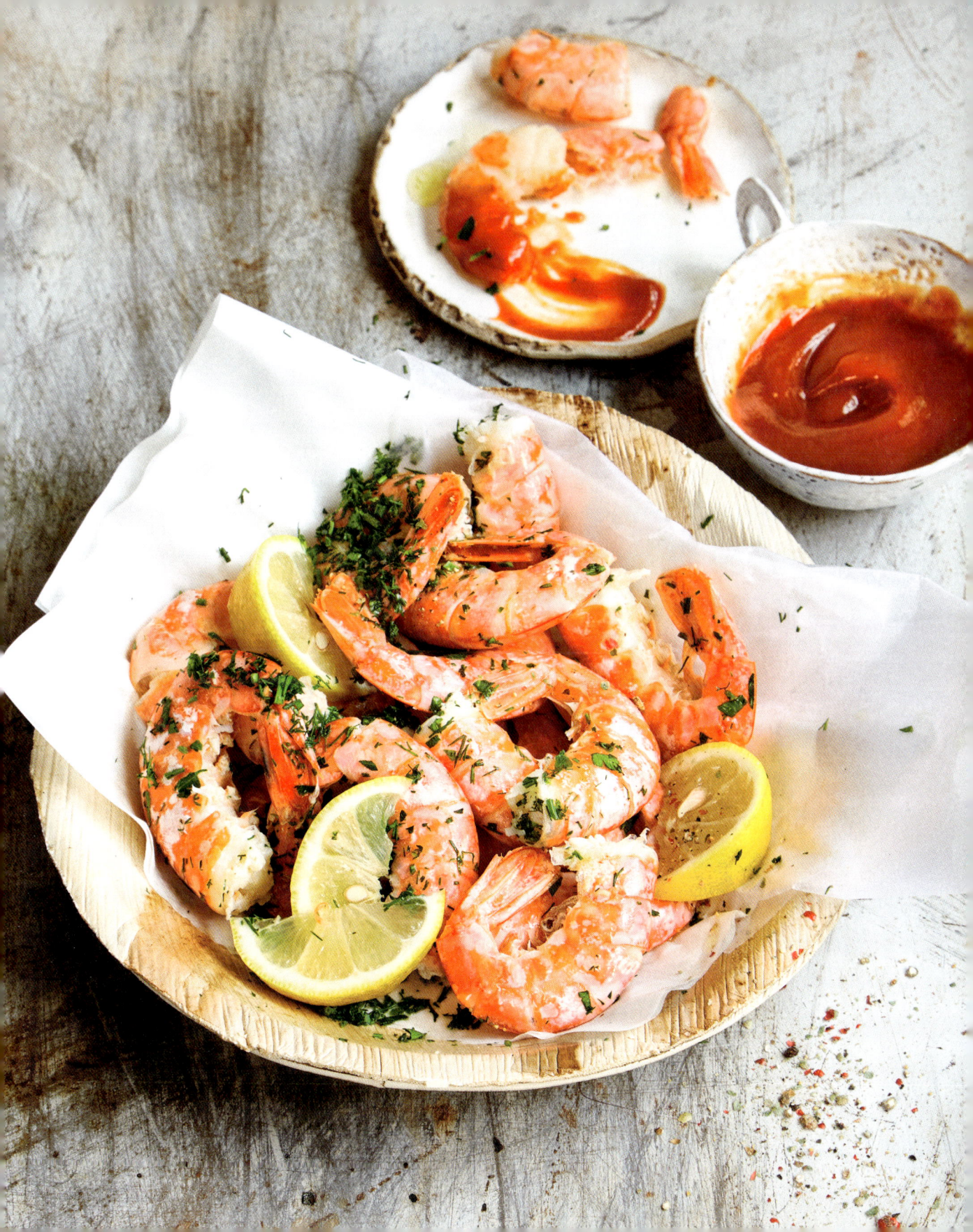

HONIG-BALSAMICO-SPIESSE

mit Schweinefleisch und Ananas

Let's get tropical! Schweinefleisch und Ananas sind ein perfektes Duo,
das ich besonders im Sommer schätze. Dann lassen sich die Spieße
auch wunderbar auf dem Grill zubereiten. Selbst die Frühlingszwiebeln
kann man grillen, da sie erst danach in Ringe geschnitten werden.

FÜR 2 PERSONEN
1 STUNDE

500 g Schweinefilet
1 TL gemahlene
  Koriandersamen
1 TL Salz
½ TL Zitronenpfeffer
¼ TL Chilipulver
4 EL Olivenöl
1 kleine frische Ananas
  (500 g)
150 ml weißer
  Balsamico-Essig
2 EL Honig
2 Frühlingszwiebeln
½ Bund Koriandergrün

Das Schweinefilet kalt abbrausen, mit Küchenpapier trockentupfen und in große Würfel schneiden.

Koriander, Salz, Zitronenpfeffer, Chilipulver und 3 EL Olivenöl zu einer Marinade verrühren und in einer Schüssel gut mit dem Schweinefleisch vermengen. 30 Minuten ziehen lassen.

Inzwischen die Ananas schälen, vierteln, den harten Mittelteil rausschneiden und das Fruchtfleisch achteln. Aus den Spalten Würfel schneiden. Gegen Ende der Marinierzeit die Ananaswürfel zum Fleisch geben und kurz alles durchmischen. Fleisch und Ananas abwechselnd auf Spieße stecken.

Essig und Honig in einem Topf zusammen erwärmen, bis eine streichfähige Sauce entstanden ist. Die Frühlingszwiebeln putzen und waschen. Das Koriandergrün waschen und trockenschütteln.

Eine Grillpfanne mit dem restlichen Olivenöl (1 EL) fetten und die Spieße darin 8–10 Minuten von allen Seiten scharf anbraten. Die Honig-Balsamico–Glasur mit einem Pinsel auf die Spieße streichen und diese 2–3 Minuten pro Seite weitergaren. Gleichzeitig Frühlingszwiebeln mit in die Pfanne geben und ebenfalls anbraten. Anschließend in feine Ringe schneiden und mit den Spießen anrichten. Alles mit Koriandergrün garniert servieren.

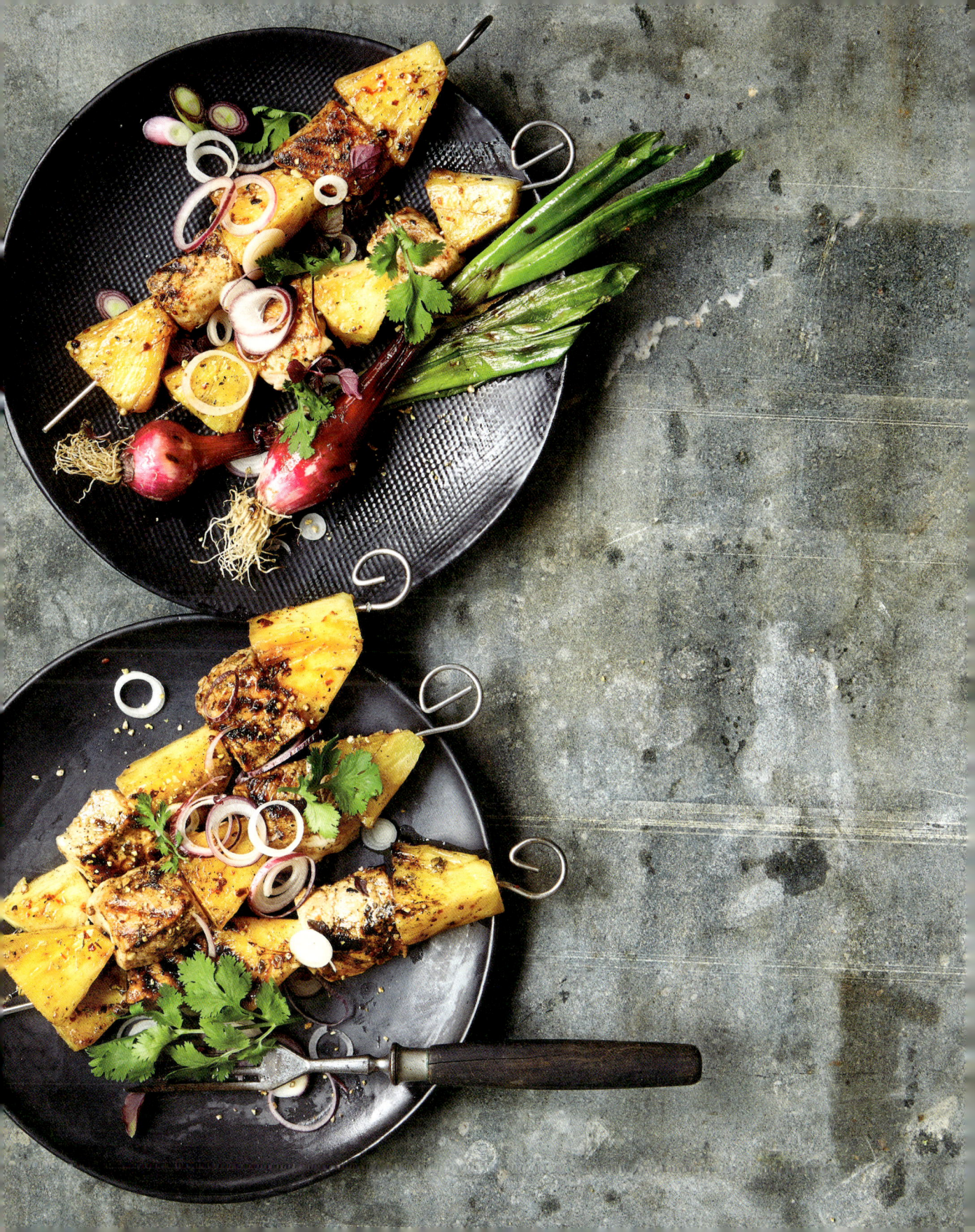

Wenn wir *Durst* mit *Hunger* verwechseln

Es mag komisch klingen, aber tatsächlich passiert es häufig, dass wir Durst mit Hunger verwechseln. Wir spüren, dass unser Körper nach etwas verlangt, und denken, es ist Hunger, obwohl wir nur durstig sind. Daher immer erstmal ein Glas Wasser trinken und beobachten, ob das Verlangen nachlässt.

Wusstest du, dass wir Durst und Hunger manchmal tatsächlich verwechseln? Gerade in der Anfangszeit, in der wir lernen, unseren Körpersignalen wieder zu folgen, kann es durchaus vorkommen, dass wir unser Durstgefühl falsch interpretieren. Wir registrieren, dass unser Körper nach etwas verlangt. Doch anstatt zur Wasserflasche zu greifen, gehen wir davon aus, dass wir hungrig sind, und glauben fälschlicherweise, dieses Verlangen durch Essen beheben zu können. Also beginnen wir mit dem Essen. Da wir aber eigentlich gar keinen Hunger haben, fühlen wir uns durch das Essen nicht befriedigt. Dieses unbefriedigende Gefühl veranlasst uns dann dazu, immer wieder zum Essen zu greifen, da das eigentliche Verlangen noch immer nicht gestillt wurde. Nachweislich treten Heißhungerattacken häufiger auf, wenn der Flüssigkeitsbedarf nicht gedeckt ist. Um solch einer Situation vorzubeugen, sollten wir deshalb immer darauf achten, ausreichend zu trinken. Denn jeden Tag verbraucht der Körper durch Atmung, Schwitzen und Wasserlassen Flüssigkeit, weshalb wir diese Menge unbedingt wieder zu uns nehmen sollten. Dabei ist die benötigte Flüssigkeitsmenge von verschiedenen Faktoren wie beispielsweise Alter und Gewicht sowie der körperlichen Aktivität abhängig. Der Durchschnittswert liegt bei Erwachsenen jedoch bei etwa 2 Litern. Setzen wir uns also erstmals mit der intuitiven Ernährung auseinander, sollten wir das ausreichende Trinken im Blick behalten.

Aber keine Sorge, je länger du dich mit dir und deinen inneren Signalen beschäftigst, desto einfacher wird es für dich, zwischen Hunger und Durst zu unterscheiden. Und mit der Zeit wirst du auch den Durst selbstverständlich wahrnehmen. Dadurch schaffst du es, deinen Flüssigkeitsbedarf ganz intuitiv zu decken.

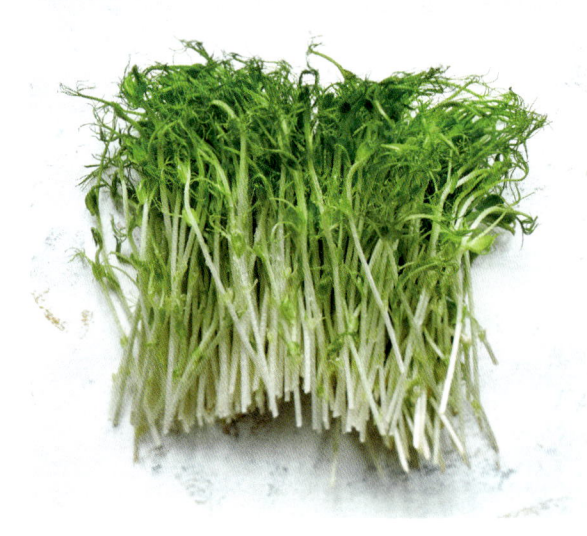

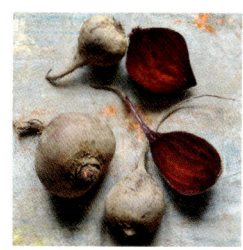

Ausführliches Kauen

*Dass das Kauen schon zur Verdauung gehört, haben wir wahrscheinlich in der Schule gelernt.
Und trotzdem schlingen wir unser Essen meist mehr hinunter, als dass wir es ausführlich kauen.
Um besser kauen zu lernen, beginnst du am besten mit festen oder knusprigen Lebensmitteln
und steigerst dich von Mal zu Mal.*

Hast du schon mal bewusst gezählt, wie häufig du kaust, bevor du die Nahrung herunterschluckst? Tatsächlich kauen wir jeden Bissen im Schnitt nur fünf- bis sechsmal, dabei ist das gründliche Kauen ein elementarer Bestandteil der gesunden Ernährung. Doch weshalb ist es überhaupt so bedeutend? Ein wesentlicher Grund ist, dass die Verdauung bereits im Mund beginnt. Durch ausführliches Kauen wird die Nahrung im Mund mit Speichel versetzt, die Vorverdauung beginnt. Die weiteren Verdauungsorgane werden dadurch entlastet und das Risiko, Verdauungsbeschwerden zu bekommen, wird signifikant reduziert. Auch die enthaltenen Nährstoffe können so besser vom Körper aufgenommen und verwertet werden.

Neben den gesundheitlichen Vorteilen gibt es dabei auch einen gewinnbringenden Aspekt für die intuitive Ernährung. Denn wer sein Essen ausführlich kaut, nimmt den Geschmack der Lebensmittel viel intensiver war. Dies liegt vor allem daran, dass im Speichel Enzyme enthalten sind, die die Kohlenhydrate spalten, wodurch neue Aromen zum Vorschein

kommen. Das heißt: Wer das Essen ausführlich kaut, hat ein größeres Geschmackserlebnis, ist anschließend sehr befriedigt und verspürt weniger Gelüste nach noch mehr Essen.

Ein weiterer positiver Effekt des gründlichen Kauens ist, dass die gesamte Nahrungsaufnahme mehr Zeit in Anspruch nimmt. Da wir unsere Sättigungssignale erst nach etwa 20 Minuten wahrnehmen (siehe Seite 61), hat die langsame Nahrungszufuhr einen entscheidenden Vorteil – die Gefahr, dass wir uns übersehen, sinkt drastisch, da wir das Sättigungsgefühl frühzeitig wahrnehmen.

Deiner Gesundheit zuliebe und auch als Hilfestellung für die Umsetzung des intuitiven Essens, ist das gründliche Kauen deshalb eines der wichtigsten Elemente. Bei Lebensmitteln mit einer weichen Konsistenz, wie zum Beispiel Bananen, wird dir dies anfangs wahrscheinlich schwerfallen, da der Schluckreflex zeitig einsetzt, doch auch das ist nur eine Trainingssache. Und wenn du dich zunächst bei knusprigen und harten Lebensmitteln auf das Kauen konzentrierst, gewöhnst du dich langsam daran.

BLUMENKOHLSTEAKS

mit frischen Pilzen

Blumenkohl ist super vielseitig und immer wieder lecker.
Als mariniertes Steak mit würzigen Pilzen wird er zur nahrhaften Hauptmahlzeit.
Wer es vegetarisch möchte, lässt einfach den Bacon weg.

FÜR 2 PERSONEN
50 MINUTEN

½ Blumenkohl
3 Knoblauchzehen
3 EL Olivenöl
Salz
¼ TL geräuchertes
 Paprikapulver
1 Prise gemahlener
 Kreuzkümmel
frisch gemahlener
 schwarzer Pfeffer
2 Scheiben Bacon
1 Bio-Zitrone
100 g Crème fraîche
150 g gemischte Pilze
frisch gemahlener
 bunter Pfeffer
1 Bund Basilikum

Den Backofen auf 200 °C vorheizen. Den Blumenkohl putzen und waschen, dann quer in zwei bis vier etwa 2 cm dicke Scheiben schneiden – das sind die »Steaks«.

Den Knoblauch abziehen und 1 Zehe fein würfeln. Die anderen Zehen in Scheiben schneiden und beiseitestellen. Den gewürfelten Knoblauch mit 1½ EL Olivenöl, ½ TL Salz, Paprikapulver, Kreuzkümmel und etwas Pfeffer verrühren und die Blumenkohlsteaks von beiden Seiten damit bestreichen.

Die Steaks auf ein mit Backpapier belegtes Blech legen und im Ofen 15 Minuten backen. Wenden und weitere 15 Minuten backen. Inzwischen den Bacon in einer Pfanne ohne Fett in 3–5 Minuten kross braten, auf Küchenpapier abtropfen lassen, dann zerzupfen. Die Zitrone heiß abrausen und die Schale abreiben. Die Frucht auspressen und 1 EL Zitronensaft und die Hälfte der Zitronenschale mit Crème fraîche verrühren.

Die Pilze putzen, mit Küchenpapier abreiben und gegebenenfalls kleiner schneiden. Das restliche Öl (1½ EL) in die Pfanne geben, Knoblauchscheiben und Pilze hineingeben und bei mittlerer Hitze 5–7 Minuten dünsten. Mit Salz und buntem Pfeffer würzen. Den Bacon zufügen.

Basilikum waschen, trockenschütteln und Blätter abzupfen. Alles mit der Zitronen-Crème-fraîche auf zwei Tellern anrichten, diese mit der restlichen Zitronenschale bestreuen.

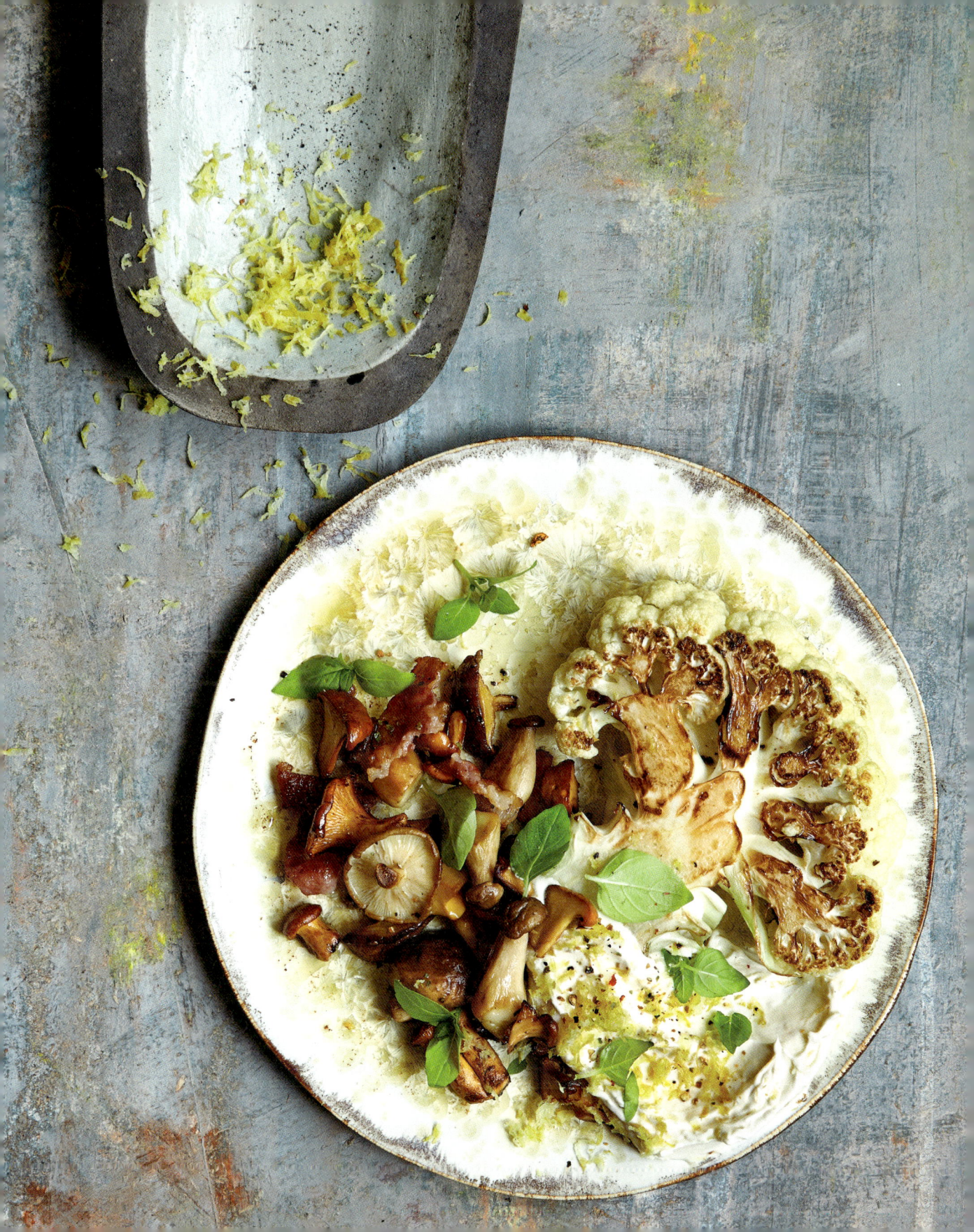

PASTINAKENFRITTEN

mit mexikanischen Bohnen

*Ich mag den Geschmack von Pastinaken, weiß aber
oft nicht, wie ich sie noch zubereiten soll. Aber als Fritten
sind sie eine klasse Variante und ergeben zusammen
mit Bohnen und Salsa eine echte Tex-Mex-Bowl.*

**FÜR 2 PERSONEN
50 MINUTEN**

5 Pastinaken
2 EL Erdnussöl
1 TL Salz
½ TL gemahlener
   Kreuzkümmel
1 Dose Chilibohnen und
   weiße Bohnen (à 200 g)
½ Bund Kräuter (z. B.
   Sauerklee, Koriandergrün
   oder Petersilie)
6 EL mexikanischer Salsa-Dip
50 g Feta
½ Limette

Den Backofen auf 180 °C vorheizen. Die Pastinaken schälen, putzen, waschen und in dünne Stifte schneiden. In einer Schüssel mit Erdnussöl, Salz und Kreuzkümmel gut vermischen und auf einem mit Backpapier belegten Blech verteilen. Auf der mittleren Schiene des Ofens 30–35 Minuten rösten, bis die Pastinakenfritten braun und knusprig sind.

Inzwischen die Bohnen in einem Topf bei mittlerer Hitze 3–5 Minuten erwärmen. Die Kräuter waschen, trockenschütteln und gegebenenfalls die Blätter abzupfen.

Pastinakenfritten mit Bohnen, Salsa und Kräutern auf zwei Tellern verteilen. Den Feta mit der Hand darüberkrümeln und die Limette über allem ausdrücken.

*Isst man unachtsam, sind die leckeren Fritten schnell nebenher
gegessen. Da man so jedoch Gefahr läuft, nicht auf seine Sättigung
zu achten, hier nochmal eine kleine Erinnerung: Nimm dir Zeit
beim Essen und lasse dich nicht ablenken.*

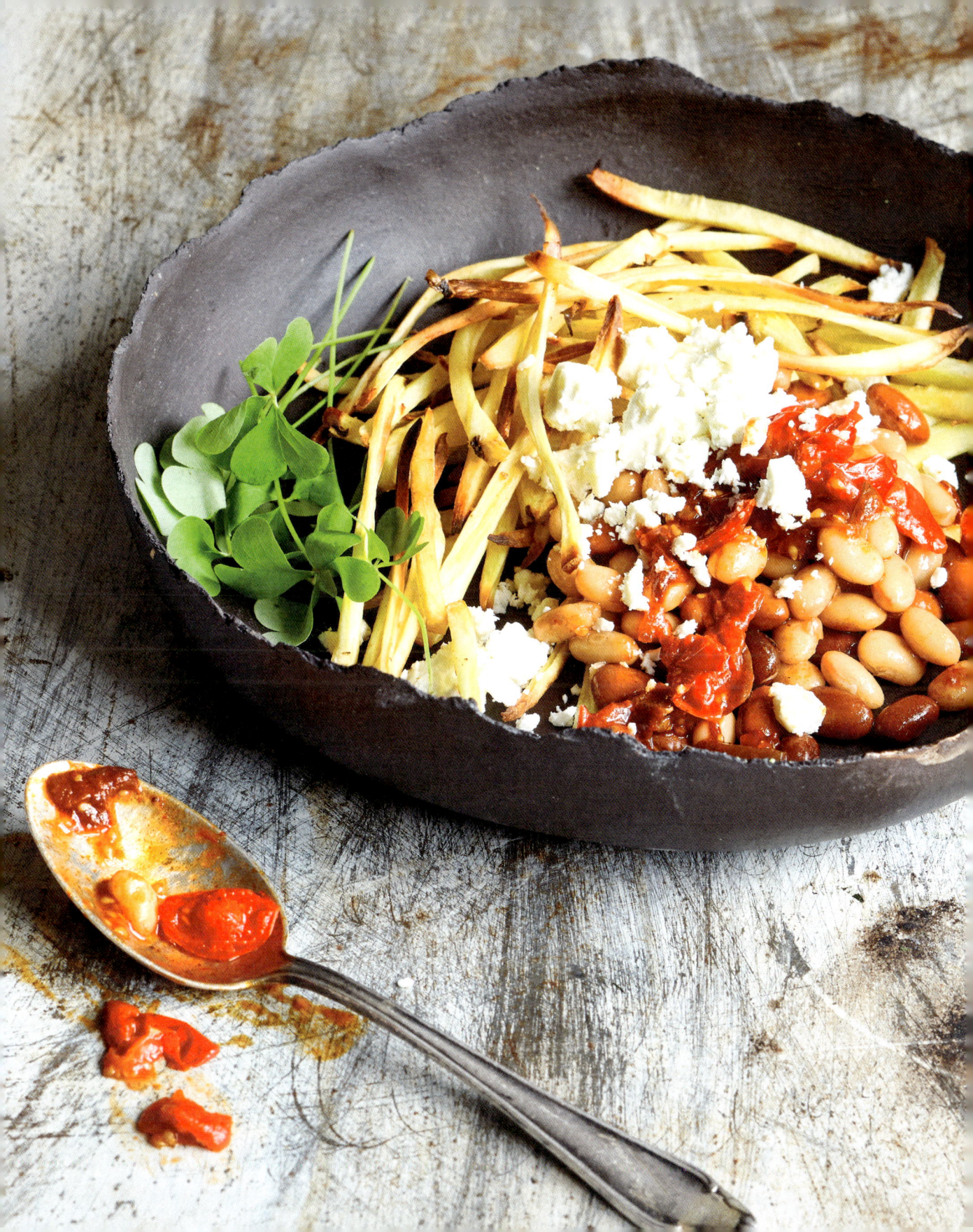

KAROTTENSUPPE

mit Miso und Garnelen

Das japanische Miso ist nicht nur ein gesundes Superfood, vor allem gibt die Paste jedem Gericht einen genialen Geschmack. Sie überlagert nichts, sondern unterstreicht das Aroma der anderen Zutaten. So wird diese Karottensuppe mit Sicherheit bald in dein festes Koch-Repertoire übergehen.

FÜR 4 PERSONEN
1 STUNDE

1 Zwiebel
1 Knoblauchzehe
1 Stück Ingwer (2 cm)
6 große Karotten
1 große Süßkartoffel
2 EL Kokosöl
Salz
3 EL weiße Misopaste
12 Garnelen
1 EL Olivenöl
frisch gemahlener
  schwarzer Pfeffer
Chiliflocken
1 Bund Kräuter (z. B.
  Kapuzinerkresse)
schwarze Sesamsamen
etwas Daikonkresse,
  nach Belieben

Zwiebel und Knoblauch abziehen und würfeln. Ingwer schälen und fein würfeln. Karotten und Süßkartoffel schälen, waschen und grob zerkleinern.

Das Kokosöl in einem großen Topf bei mittlerer Hitze schmelzen. Die Zwiebelwürfel darin 5–7 Minuten anschwitzen, bis sie glasig sind. Knoblauch, Ingwer und Karotten dazugeben und alles weitere 5 Minuten dünsten. Die Süßkartoffelstücke mit 1,5 l Wasser und ½ TL Salz in den Topf geben, aufkochen und bei schwacher Hitze 30 Minuten köcheln lassen, bis Karotten und Süßkartoffeln weich sind. Dann die Misopaste in die Suppe rühren. Mit einem Stabmixer fein pürieren und mit Salz abschmecken. Ist die Suppe noch zu dick, etwas Wasser dazugeben.

Inzwischen die Garnelen kalt abbrausen und mit Küchenpapier trockentupfen. Das Olivenöl in einer Pfanne erhitzen und die Garnelen darin so lange braten, bis sie pink und nicht mehr glasig sind. Mit Salz, Pfeffer und Chiliflocken würzen. Kräuter abbrausen und trockenschütteln. Die Suppe in Schälchen geben, Garnelen, Kräuter und Sesam daraufgeben. Nach Belieben die Suppe mit Daikonkresse garnieren.

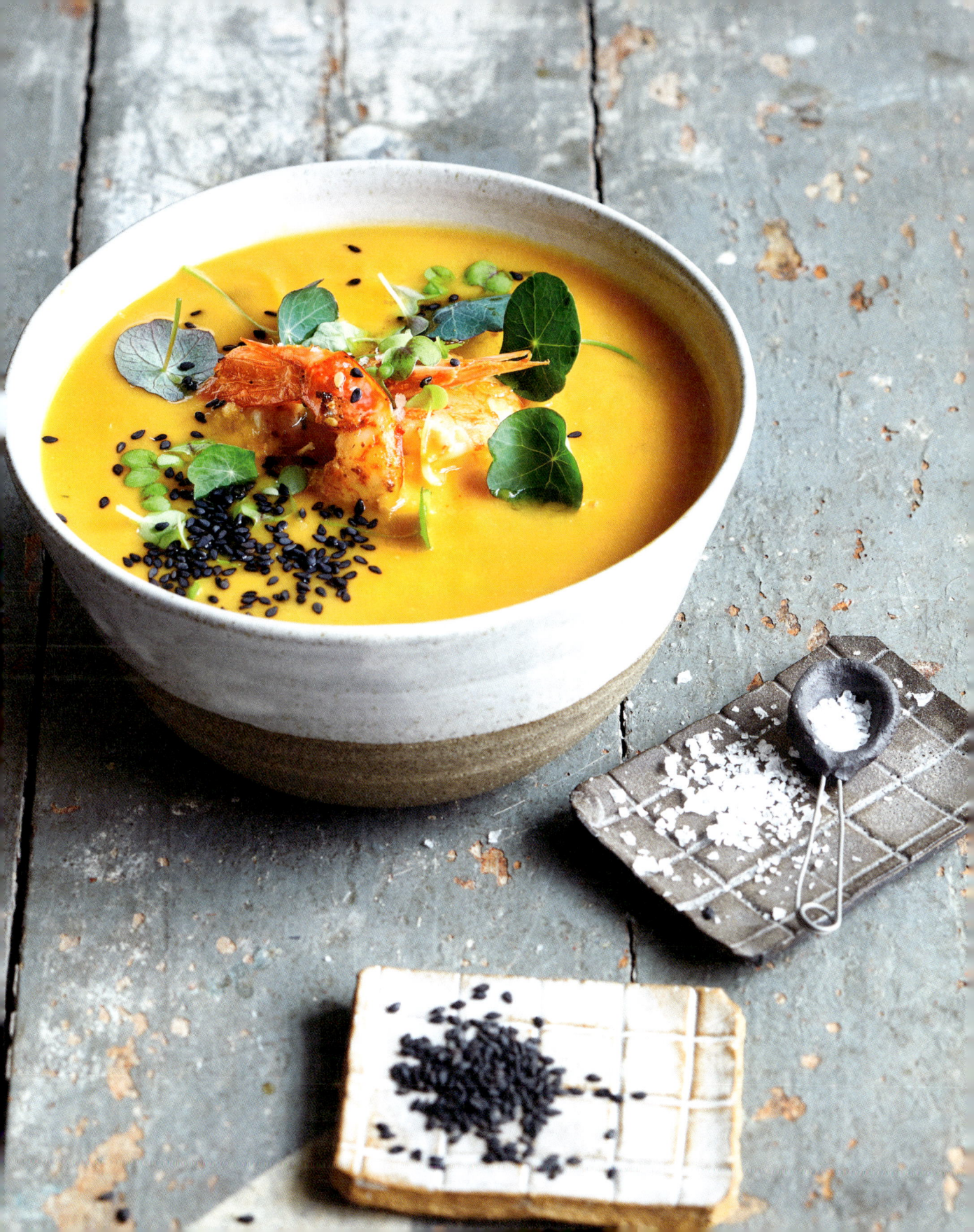

INGWER-HÄHNCHEN-SUPPE

Hühnersuppe mal anders – aber genauso gesund.
Das grüne Gemüse und der Ingwer geben Frische und einen leicht asiatischen Touch,
die Spätzle holen uns wieder zurück nach Hause.
Eine geniale Mischung, die nicht nur an kalten Tagen Energie liefert.

FÜR 4 PERSONEN
40 MINUTEN

200 g frischer Ingwer
3 Frühlingszwiebeln
200 g Brokkoli
1 Knoblauchknolle
1 Limette
1 rote Chilischote
2 TL Meersalz
½ TL schwarze Pfefferkörner
50 g Zucker
1,5 l Hühnerbrühe
4 Hähnchenbrustfilets
  (à 150 g)
500 ml Pflanzenöl
75 g Maisstärke
200 g frische Spätzle
  (z. B. mit Spinat oder
  Bärlauch, aber einfache
  Eierspätzle gehen auch)
frisch gemahlener
  bunter Pfeffer
Schnittlauch und Frühlingszwiebelgrün, nach Belieben

Den Ingwer schälen und längs in dünne Scheiben schneiden. Die Frühlingszwiebeln putzen und waschen. Brokkoli waschen und in Röschen schneiden, Knoblauchknolle quer halbieren. Die Limette ebenfalls halbieren und den Saft auspressen. Die Chilischote waschen, entkernen und in Ringe schneiden.

Ingwer, Frühlingszwiebeln, Knoblauch, Limettensaft, Chiliringe, Salz, Pfefferkörner und Zucker mit der Hühnerbrühe in einen Topf geben und zugedeckt kurz aufkochen. Dann die Hitze reduzieren. Die Hähnchenbrustfilets kalt abbrausen, mit Küchenpapier trockentupfen, mit dem Brokkoli in den Topf geben und zugedeckt etwa 10 Minuten köcheln lassen. Einige Ingwerscheiben aus dem Topf nehmen und mit Küchenpapier trockentupfen. Das Fleisch ebenfalls herausnehmen und zerzupfen. Die Suppe durch ein Sieb gießen, warm halten.

Öl mehrere Zentimeter hoch in einen Topf füllen und erhitzen. Die Ingwerscheiben in Maisstärke wälzen und portionsweise 2–3 Minuten im Öl knusprig frittieren. Auf Küchenpapier abtropfen lassen.

Die Spätzle nach Packungangabe garen, dann abgießen.

Fleisch, Brokkoli und Spätzle auf Suppenteller verteilen, mit der klaren Suppe übergießen, mit buntem Pfeffer würzen und nach Belieben mit Schnittlauch und Frühlingszwiebelgrün garnieren. Die Ingwerchips dazu servieren

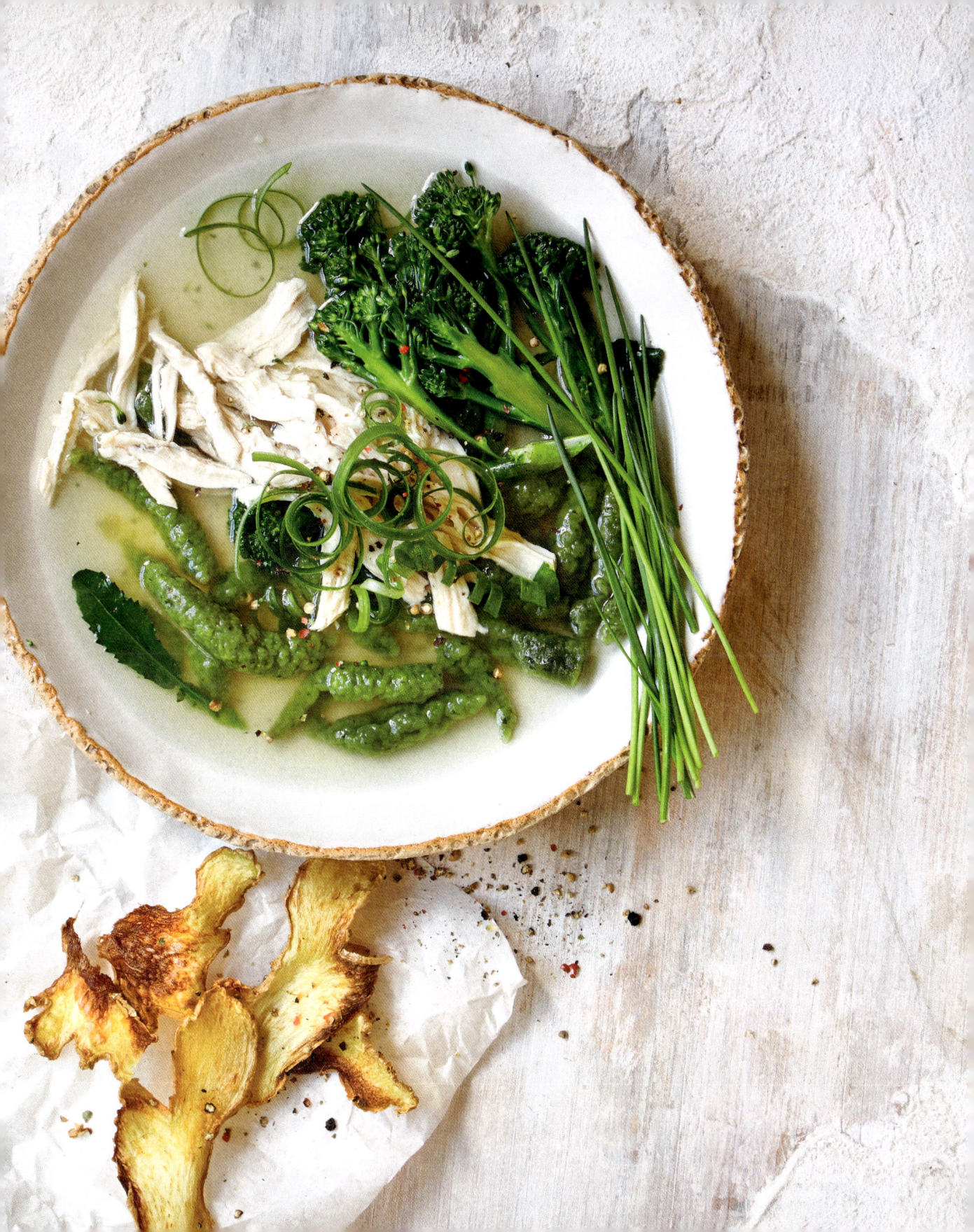

RINDERSTEAKS

mit frischer Kräutersalsa

Hin und wieder darf es auch ein saftiges Rindersteak sein, medium gebraten.
Da brauche ich gar nicht viel dazu. Bei diesem Rezept kommt das Fleisch in
den Ofen, was die Marinade schön einbacken lässt. Die Kräutersalsa ist frisch
und sommerlich und ergänzt das Steak perfekt.

FÜR 2 PERSONEN
45 MINUTEN

FÜR DIE KRÄUTERSALSA
1 Bund glatte Petersilie
1 Bund Basilikum
1 Bund Koriandergrün
2 Knoblauchzehen
4 EL Olivenöl
2 EL Weißweinessig
½ TL Meersalz
¼ TL frisch gemahlener
   schwarzer Pfeffer

FÜR DIE STEAKS
2 Rindersteaks (à 200 g)
¼ TL Chilipulver
¼ TL Meersalz
¼ TL frisch gemahlener
   bunter Pfeffer
1 Prise Cayennepfeffer
1 EL Rapsöl
1 kleine rote Zwiebel
1 rote Chilischote

Für die Kräutersalsa die Kräuter waschen und trockenschütteln, einige Blätter zum Garnieren beiseitestellen. Den Knoblauch abziehen. Knoblauch und Kräuter mit den restlichen Salsa-Zutaten in einem Mixer stückig zerkleinern.

Die Steaks aus dem Kühlschrank nehmen, kalt abbrausen, mit Küchenpapier trockentupfen und etwa 30 Minuten auf Zimmertemperatur erwärmen lassen.

Den Backofen auf 150 °C vorheizen. Die Gewürze mischen und beiseitestellen. Eine ofenfeste Grillpfanne bei hoher Temperatur stark erhitzen. Wenn sie heiß ist, Rapsöl in die Pfanne geben und die Steaks von beiden Seiten 1–2 Minuten anbraten. Die Steaks nun von beiden Seiten mit der Gewürzmischung einreiben und für 5–7 Minuten, je nach gewünschtem Gargrad, in den Ofen schieben.

Inzwischen die Zwiebel abziehen, die Chilischote waschen und beides in Ringe schneiden.

Die Steaks aus dem Ofen nehmen, schräg in Streifen schneiden, mit Kräutersalsa beträufeln und mit Zwiebel- und Chiliringen sowie den restlichen Kräuterblättchen bestreuen.

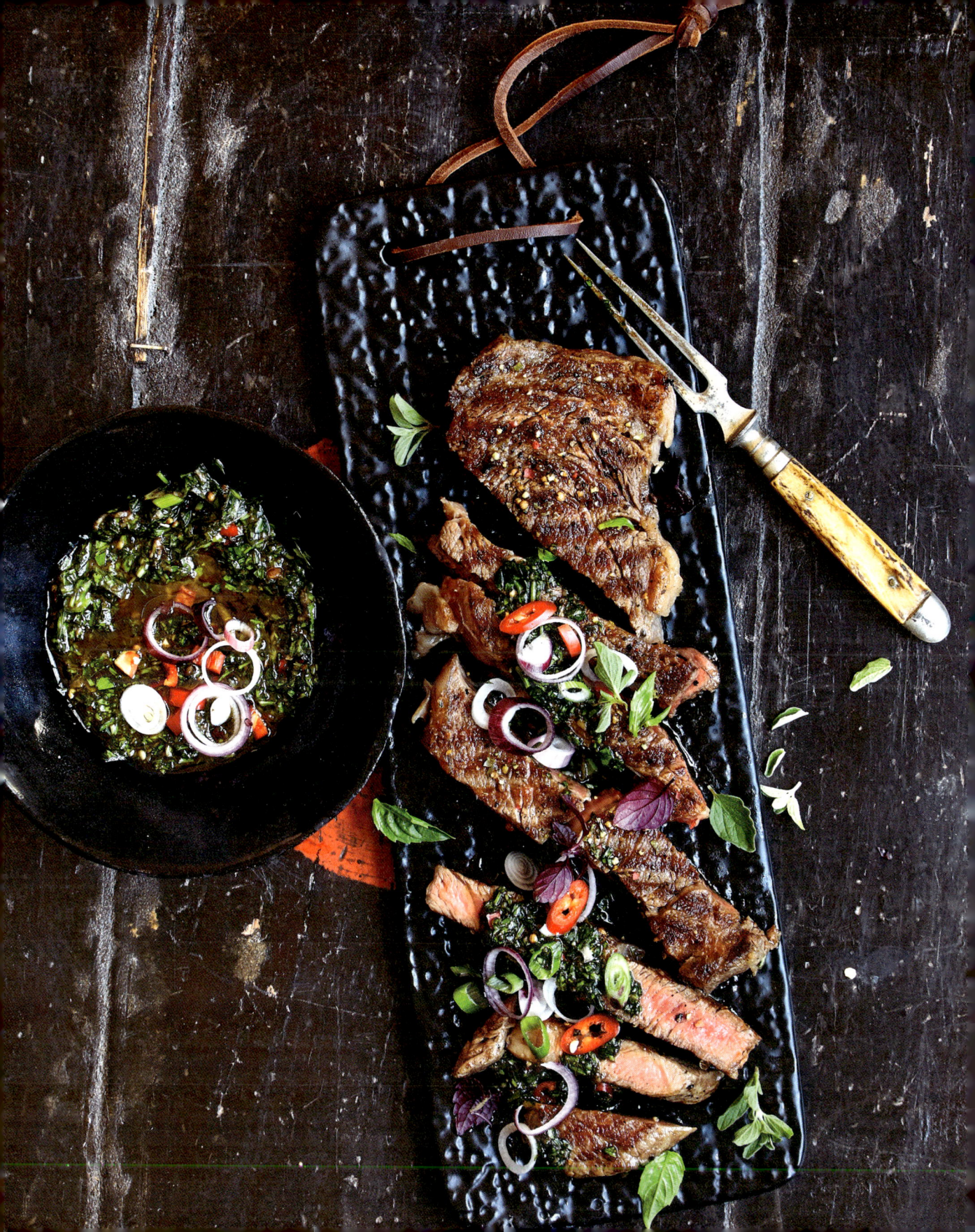

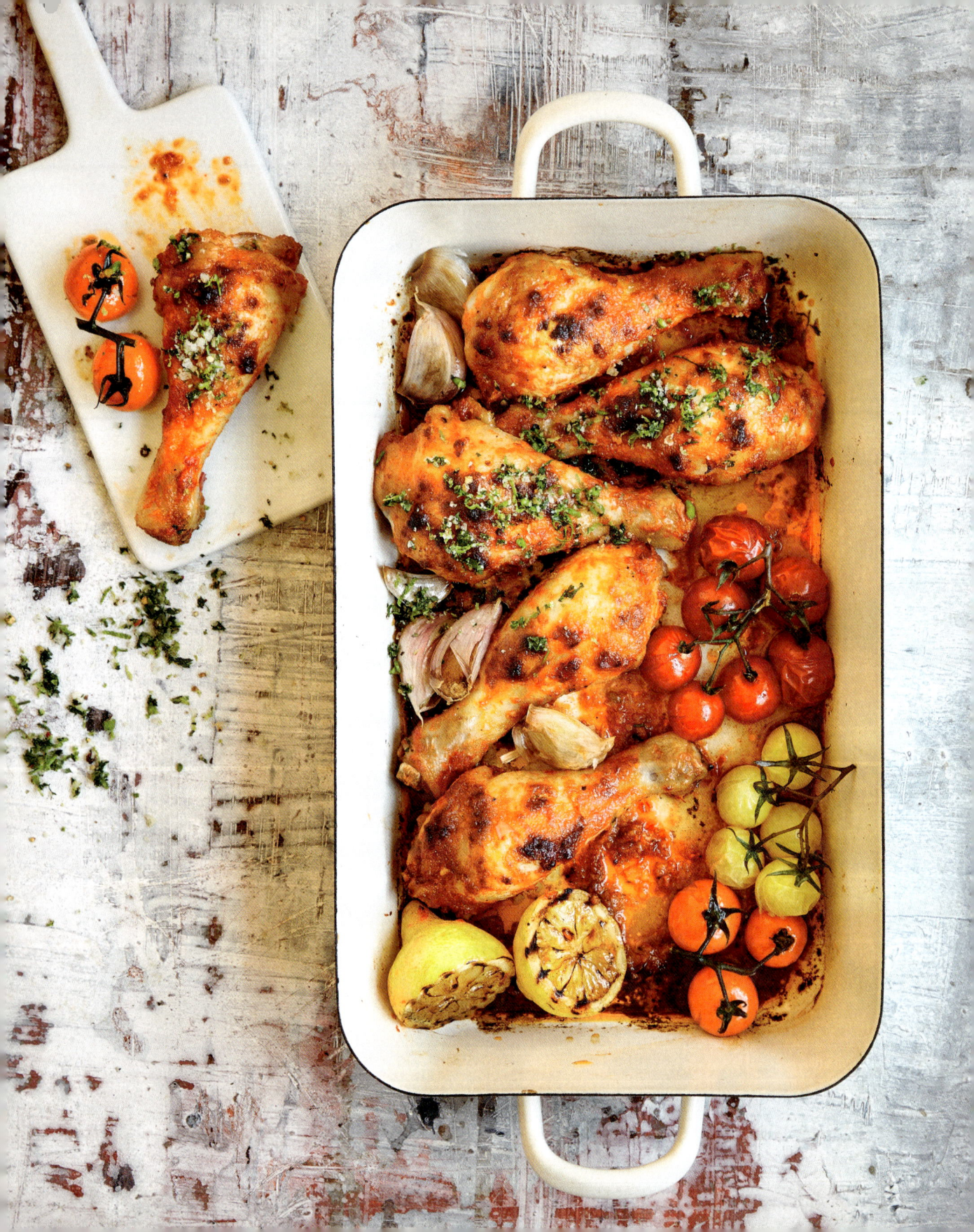

CHILI-HÄHNCHENSCHENKEL

*Ich liebe Rezepte, bei denen man einfach alles in eine Form
gibt und sie in den Ofen stellt. Heraus kommen
in diesem Fall leckere, gut gewürzte Hähnchenunterschenkel.
Durch die Marinade werden sie schön saftig.*

**FÜR 2 PERSONEN
3 STUNDEN**

8 Knoblauchzehen
1–2 rote Chilischoten
2 Bio-Zitronen
50 ml Olivenöl
1 TL geräuchertes
  Paprikapulver
Salz
frisch gemahlener
  schwarzer Pfeffer
750 g Hähnchen-
  unterschenkel
200 g Kirschtomaten
  in verschiedenen Farben
1 Bund Koriandergrün
1 Bund Petersilie
1 TL grobes Meersalz

Die Hälfte der Knoblauchzehen abziehen. Chilischoten waschen und entkernen, 1 Zitrone heiß abbrausen, trockentupfen und etwas Schale abreiben. Den Saft auspressen. Knoblauch, Chilischoten, Zitronenschale und -saft mit Olivenöl und Paprikapulver in einem Mixer verarbeiten, bis eine glatte Marinade entsteht. Mit Salz und Pfeffer abschmecken.

Die Hähnchenunterschenkel kalt abbrausen, mit Küchenpapier trockentupfen und mit der Marinade einreiben. Mindestens 2 Stunden ziehen lassen.

Den Backofen auf 220 °C vorheizen. Die Kirschtomaten waschen. Die übrige Zitrone heiß abbrausen, trockentupfen und halbieren.

Die Hähnchenunterschenkel mit Kirschtomaten, den ungeschälten Knoblauchzehen und den Zitronenhälften in einen offenen Bräter geben und im Ofen 30 Minuten garen. Danach die Grillfunktion einschalten und alles weitere 5–10 Minuten backen, bis die Marinade beginnt, zu karamellisieren. Bräter herausnehmen.

Koriandergrün und Petersilie waschen, trockenschütteln, fein hacken, mit Meersalz mischen und auf das Fleisch streuen.

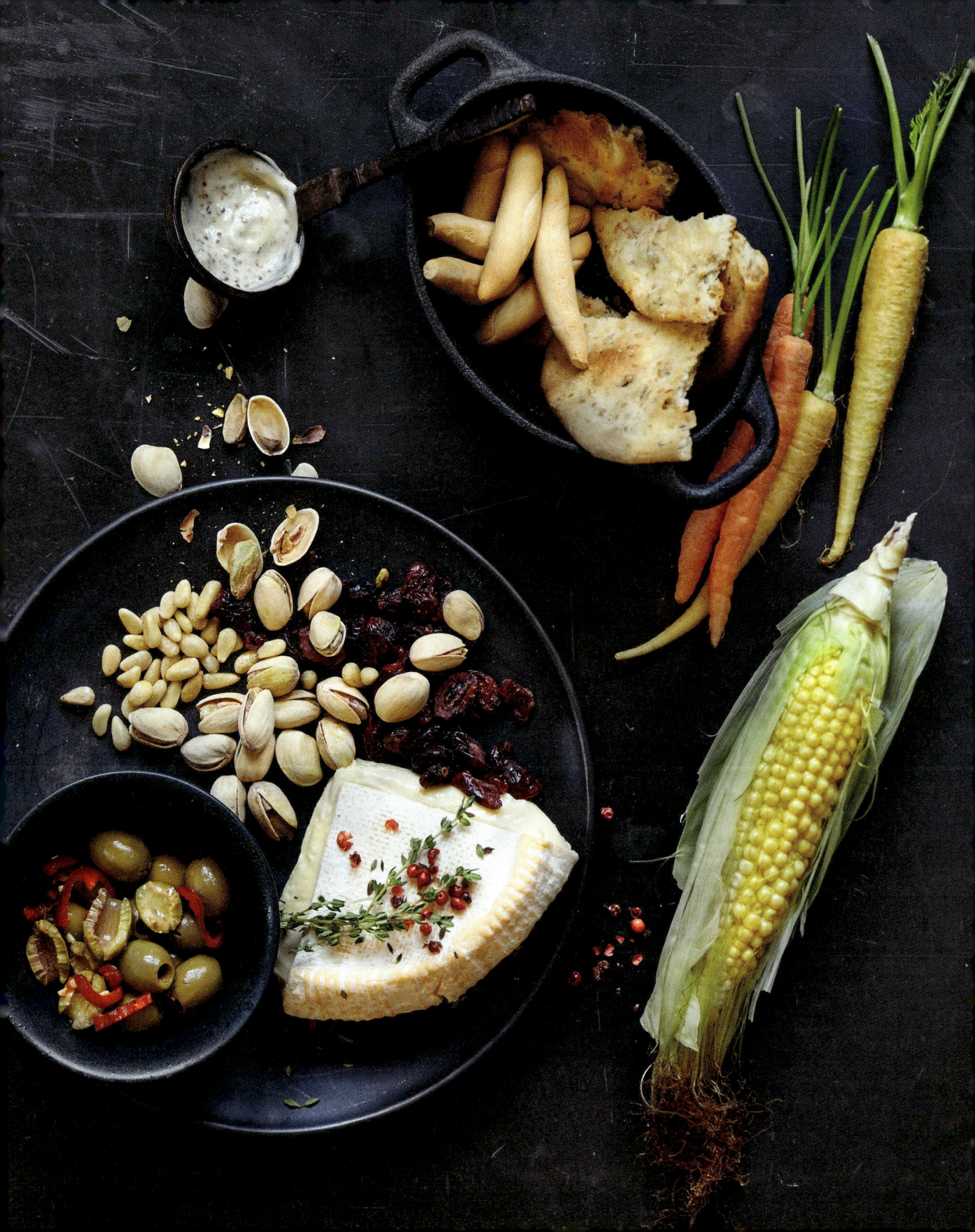

SNACKS

Wer noch immer an der starren Struktur festhält, dass man nur dreimal
am Tag essen darf, der sollte sich noch mal mit dem Kapitel zur
intuitiven Ernährung auseinandersetzen. Wenn der Körper uns vermittelt,
dass wir hungrig sind, sollten wir sogar zwischendurch etwas essen.
Falls dir jedoch noch Ideen für den kleinen Snack zwischendurch fehlen,
dann blättere gerne durch das folgende Kapitel.

OFEN-CAMEMBERT

mit Brombeeren und eingelegten Oliven

---

*Dieses Rezept ist perfekt für ein gemütliches Essen
zu zweit. Man dippt das Baguette in den cremigen Käse,
snackt dazu ein paar Oliven und genießt gemeinsam
vielleicht auch noch ein Gläschen Wein dazu.*

FÜR 2 PERSONEN
40 MINUTEN + KÜHLZEIT
ÜBER NACHT

400 g gemischte Oliven
1 Knoblauchzehe
1 Zweig Rosmarin
1 Zweig Thymian
150 ml Olivenöl
1 EL flüssiger Honig
1 TL Meersalz
100 g Brombeeren
1 Camembert (200 g)
½ Baguette

Die Oliven abtropfen lassen. Knoblauch abziehen und in feine Scheiben schneiden, Kräuter waschen und trockenschütteln. Rosmarinnadeln und Thymianblätter von den Zweigen zupfen.

Olivenöl und Honig verrühren, Knoblauch, Rosmarin und Thymian untermischen. Die Oliven in ein verschließbares Glas füllen und die Ölmischung darübergießen. Salz dazugeben und alles gut umrühren. Eventuell etwas zusätzliches Olivenöl zugießen, bis die Oliven knapp bedeckt sind. Das Glas verschließen und die Oliven im Kühlschrank über Nacht ziehen lassen.

Den Backofen auf 180 °C vorheizen. Die Brombeeren waschen und abtropfen lassen. Den Camembert auf der Oberseite mit einem Messer kreuzweise einritzen. Zusammen mit den Brombeeren auf einen ofenfesten Teller geben und im Ofen 15–20 Minuten backen, bis der Käse leicht braun ist und sich nach oben wölbt.

Herausnehmen und kurz abkühlen lassen. Mit der gewünschten Menge eingelegter Oliven servieren, dazu das Baguette reichen.

Die restlichen Oliven sind gekühlt noch etwa 2 Wochen haltbar und werden mit der Zeit intensiver im Geschmack.

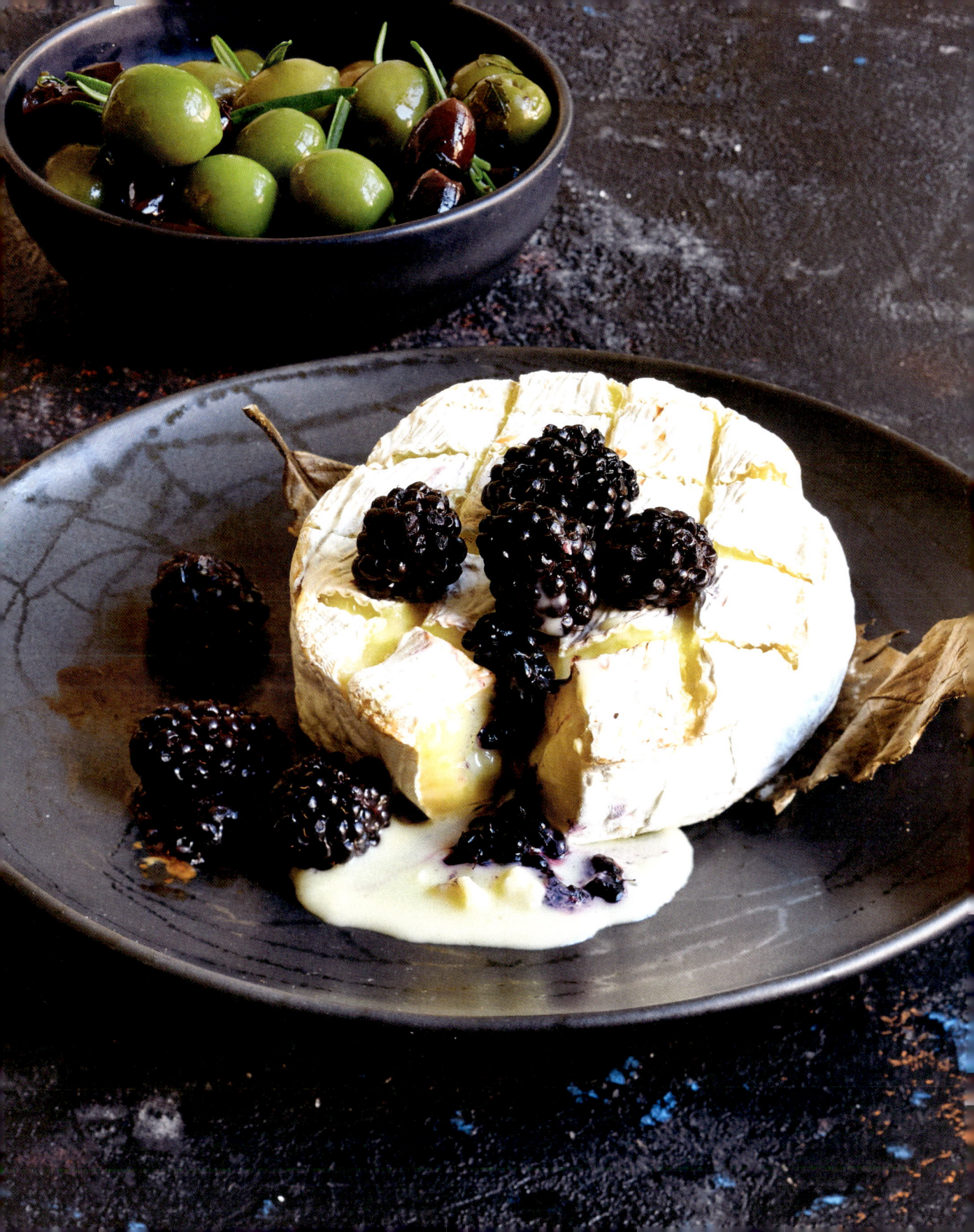

Wie *fühlt* sich Sättigung eigentlich an?

Wie sich hungrig anfühlt, wissen wir, wie sich übervoll anfühlt, auch. Aber das Dazwischen, das gesunde Sattsein, können die wenigsten von uns genau definieren. Mit ein paar praktischen Tipps kannst du dich an die bessere Körperwahrnehmung herantasten.

Mit dem Essen aufhören, sobald man satt ist – das klingt in der Theorie ziemlich schlüssig und leicht umsetzbar. Doch wenn wir versuchen, genau dies umzusetzen, bemerken wir häufig, dass das Ganze doch nicht so einfach ist, wie anfangs gedacht. Plötzlich kommen Fragen hoch wie »Wann bin ich eigentlich satt?« und »Wie fühlt sich Sättigung überhaupt an?«. Leider gibt es hierfür keine allgemeingültige Antwort, da die Sättigung eine Eigenwahrnehmung ist und von jedem anders interpretiert wird. Es gibt keine klaren körperlichen Veränderungen, an denen wir den Sättigungsgrad eindeutig ablesen können. Zwar bekommen wir alle durch unsere Sättigungshormone das gleiche Signal vermittelt, dennoch lässt sich dieses Signal auf unterschiedliche Weisen interpretieren. Diese Interpretation hängt vor allem von unseren Erfahrungen ab und von dem, was uns vorgelebt wurde. Haben unsere Eltern uns jahrelang vorgelebt, dass man erst dann richtig satt ist, wenn man keinen Bissen mehr runterkriegt, dann merken wir uns dies. Laut unserer Definition tritt die Sättigung also erst dann ein, wenn unser Magen so voll ist, dass wir schon fast ein unangenehmes Gefühl verspüren. Obwohl sich dieses Gefühl rein körperlich keineswegs positiv anfühlt, verknüpfen wir es dennoch mit positiven Erinnerungen, wodurch es für uns erstrebenswert ist. Das heißt die Wahrnehmung der körperlichen Empfindungen wird im Alltag häufig durch unsere Psyche beeinflusst.

Mit der nötigen Portion Achtsamkeit können wir es jedoch schaffen, uns wieder voll und ganz auf unsere körperlichen Empfindungen zu fokussieren, wodurch wir unsere inneren Signale klar spüren und diese deutlich von den subjektiven Verknüpfungen trennen können.

Setzt man sich erstmals mit der körperlichen Sättigung auseinander, kann es hilfreich sein, eine Sättigungsskala anzulegen, um die eigene Sättigung nochmals neu zu definieren. Lege hierzu eine kleine Tabelle mit den Zahlen 1–5 an. Die Zahl 1 steht für eine ganz leichte Sättigung, während die 5 für »pappsatt« steht.

1	2	3	4	5
			X	

1 steht für eine ganz leichte Sättigung, während die 5 für »pappsatt« steht.

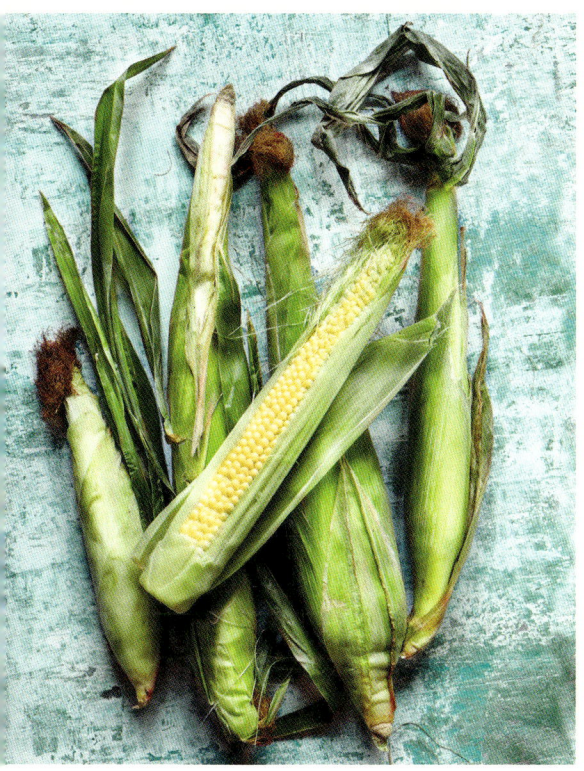

Mit der nötigen Portion Achtsamkeit können wir es jedoch schaffen, uns wieder voll und ganz auf unsere körperlichen Empfindungen zu fokussieren.

Beobachte dich in den kommenden Tagen und definiere zunächst dein eigenes Sättigungsspektrum. Wie fühlt sich deine 1, 3 oder 5 an? Bekomme wieder ein Gefühl dafür, wie sich welcher Sättigungsgrad anfühlt.

Im zweiten Schritt solltest du dir dann überlegen, bei welcher Zahl sich eine Sättigung rein körperlich am angenehmsten anfühlt, damit du zukünftig diesen Sättigungsgrad anpeilen kannst. Auf diesem Wege kannst du es schaffen, die körperliche Sättigung von der Psyche zu trennen, sodass du wieder intuitiv auf deinen Körper hören kannst und erkennst, wann du wirklich satt bist.

POPCORN

Popcorn zum Snacken auf der Couch oder als Beilage beim Grillabend?
Klar, aber bitte nicht als typische Kino-Variante! Diese
drei Versionen sind garantiert etwas Neues und begeistern sofort!

FÜR 2 PERSONEN
JE 20 MINUTEN

POPCORN GRUNDREZEPT
100 g Popcorn-Mais
1 EL Pflanzenöl

FÜR GESALZENES KARAMELL-POPCORN
60 g Honig
150 g brauner Zucker
2 EL Butter
½ EL Meersalz

FÜR ROSMARIN-KÄSE-POPCORN
2 EL Butter
2 EL Olivenöl
1 Knoblauchzehe
2 Zweige Rosmarin
50 g Parmesan, gerieben
frisch gemahlener Pfeffer
Meersalz

FÜR SRIRACHA-POPCORN
2 EL Butter
2 EL Olivenöl
1 Knoblauchzehe
2 EL Sriracha-Chili-Sauce

Popcorn-Mais und Pflanzenöl in einen weiten Topf mit Deckel geben. Bei mittlerer Hitze und unter ständigem Rütteln solange erhitzen, bis alle Körner aufgepoppt sind.

Für das Karamell-Popcorn Honig, Zucker und Butter in einem Topf erhitzen, bis der Zucker zu schmelzen beginnt und sich eine Karamellmasse bildet. Den Topf vom Herd nehmen und Meersalz unterrühren. Nach und nach über dem Popcorn verteilen und dabei immer wieder gut verrühren, damit sich Karamell und Popcorn gut vermischen. Wer es salziger mag, kann noch etwas Meersalz daraufstreuen.

Für das Rosmarin-Käse-Popcorn in einem Topf Butter und Olivenöl erhitzen, bis die Butter geschmolzen ist. Knoblauch abziehen und in Scheiben schneiden, Rosmarin waschen, trockenschütteln und die Nadeln abzupfen. Beides in den Topf geben und 5–7 Minuten bei geringer Hitze anschwitzen. Das Ölgemisch nach und nach über dem Popcorn verteilen. Parmesan, Pfeffer und Salz untermischen.

Für das Sriracha-Popcorn in einem Topf Butter und Olivenöl erhitzen, bis die Butter geschmolzen ist. Knoblauch abziehen, fein würfeln und in den Topf geben. 2–3 Minuten anschwitzen, bis er weich ist. Das Ölgemisch vom Herd nehmen, Sriracha-Sauce unterrühren und nach und nach über dem Popcorn verteilen.

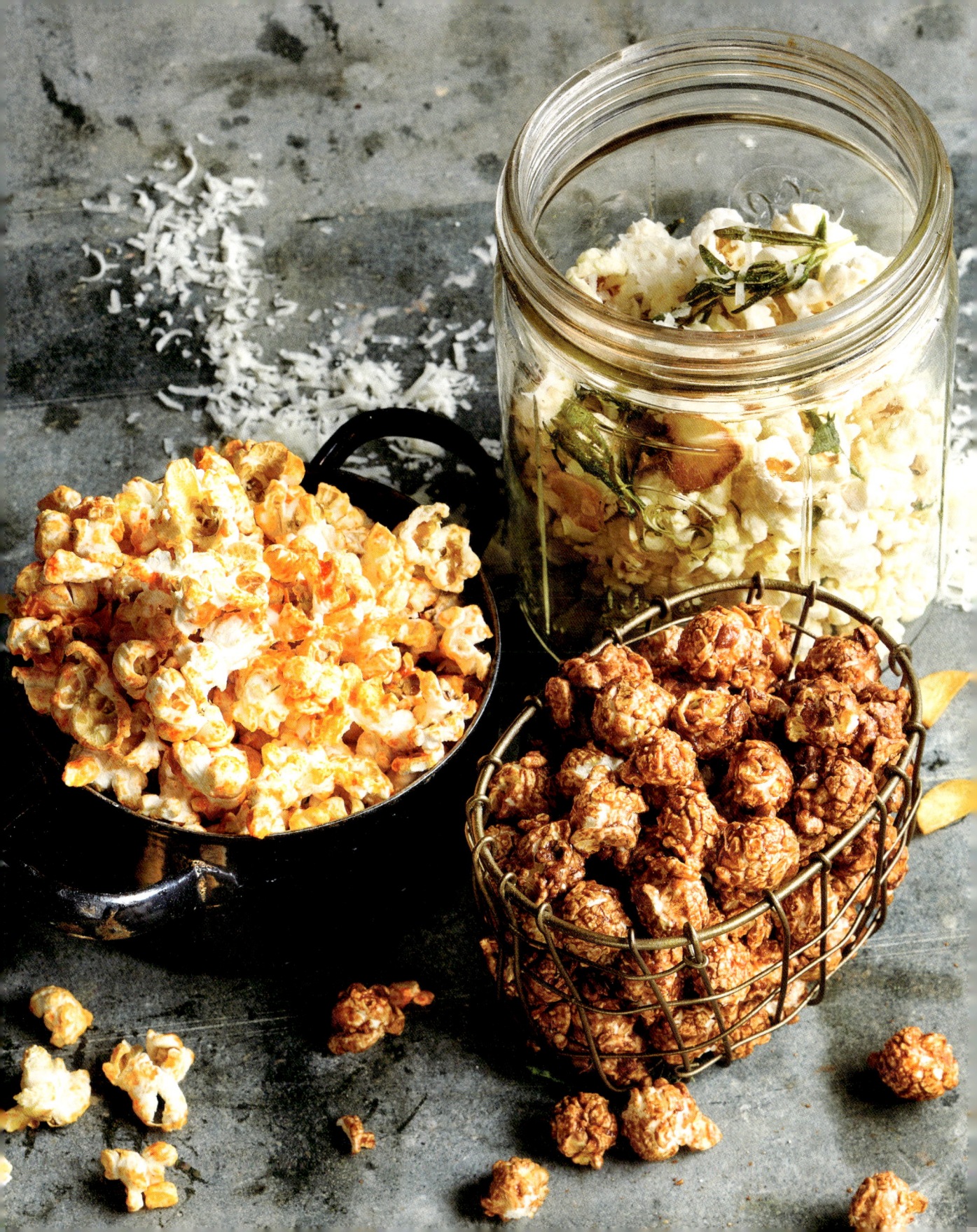

DREIERLEI DIPS

mit Spinat, Karotte oder Aubergine

Nicht nur mit frischem Gemüse oder Kräckern sind die delikaten Cremes ein Genuss,
auch zu Fisch und Fleisch sind sie umwerfend gut!

FÜR 4 PERSONEN
JE 25 MINUTEN
(AUBERGINEN-DIP
1 STUNDE 10 MINUTEN)

FÜR DEN SPINAT-DIP

1 große Zwiebel
120 g Blattspinat
3 EL Olivenöl
300 g griechischer Joghurt
frisch gemahlene Muskatnuss
1 TL Za'atar (Gewürzmischung)

FÜR DEN KAROTTEN-DIP

2 große Karotten
1 Stück Ingwer (2 cm)
1 kleine Knoblauchzehe
1–2 EL Olivenöl
½ TL Ahornsirup
¼ TL Salz
frisch gemahlener Pfeffer
½ TL schwarze Sesamsamen

FÜR DEN AUBERGINEN-DIP

1 mittelgroße Aubergine
je ¼ TL Salz und Pfeffer
1 EL weiße Miso-Paste
1 EL Tahin
2 TL Reisessig

Für den Spinat-Dip die Zwiebel abziehen und in feine Ringe schneiden. Den Spinat waschen und abtropfen lassen.

In einer Pfanne 2 EL Olivenöl erhitzen, die Zwiebel darin bei mittlerer Hitze etwa 15 Minuten anbraten, bis sie goldbraun ist. Das restliche Olivenöl (1 EL) mit dem Spinat in die Pfanne geben und so lange dünsten, bis er zusammenfällt. In eine Schüssel geben und abkühlen lassen. Mit Joghurt, Muskat und Za'atar verrühren.

Für den Karotten-Dip Karotten schälen und in grobe Stücke schneiden. Ingwer schälen, Knoblauch abziehen und beides fein würfeln. Die Karotten in einem Topf mit etwas Wasser 10–15 Minuten garen, bis sie weich sind. Abtropfen lassen und die Kochflüssigkeit aufheben. In einem Mixer die Karotten mit den restlichen Zutaten, bis auf den Sesam, pürieren. Esslöffelweise Kochflüssigkeit zu dem Püree geben, bis eine geschmeidige Konsistenz erreicht ist. Mit dem Sesam bestreuen.

Für den Auberginen-Dip den Backofen auf 220 °C vorheizen. Mit einer Gabel viele Löcher in die Aubergine stechen, dann diese längs halbieren. Die Schnittflächen mit Salz und Pfeffer würzen. Die Hälften mit der Schnittfläche nach unten auf ein mit Alufolie belegtes Backblech legen und auf der obersten Schiene etwa 30 Minuten rösten, bis die Aubergine weich ist. 30 Minuten abkühlen lassen. Das Fruchtfleisch mit einem Löffel herauskratzen. Mit den übrigen Zutaten in einem Mixer pürieren.

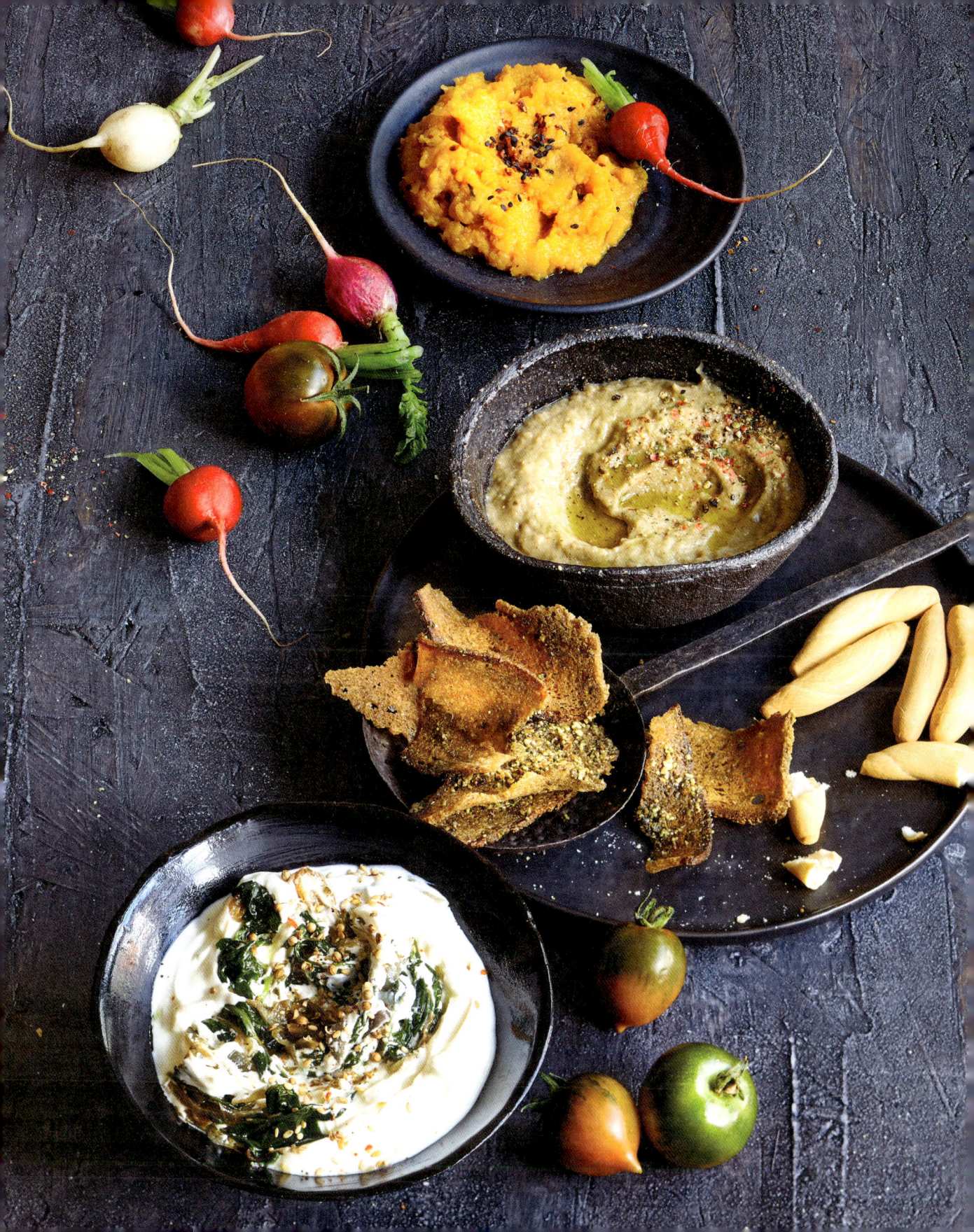

GRÜNE GEMÜSECHIPS

Schon mal crunchige Gemüsechips probiert?
Die Chipstüte aus dem Supermarkt ist verführerisch, ja, aber seit ich diese
einfachen und schnellen Gemüsechips kenne, gibt es bei mir nichts anderes mehr.
Auch als Mitbringsel für die nächste Party sind sie garantiert der Hit!

FÜR 4 PERSONEN
20 MINUTEN

500 g Grünkohl
1 kleiner Kopf Wirsing
500 ml Rapsöl
Meersalz
weiße Sesamsamen
Chiliflocken

Den Grünkohl sorgfältig waschen, die großen Blätter mit der Hand in nicht zu kleine Stücke zupfen und trockenschleudern oder mit Küchenpapier trockentupfen.

Die Wirsingblätter vom Kopf nach und nach abnehmen und jeweils die dicken Mittelrippen entfernen. Die Blätter waschen und mit einem Messer in nicht zu kleine Stücke teilen.

In eine große tiefe Pfanne oder einen Topf so viel Rapsöl geben, dass es etwa 5 cm hoch, aber nicht höher als die Hälfte der Topfwand ist, um Spritzer zu vermeiden. Auf etwa 160 °C erhitzen. Ohne Thermometer kann man auch das Ende eines Holzlöffelstiels ins Öl halten. Bilden sich kleine Blasen am Holz, ist das Öl heiß genug.

Immer fünf bis sieben Kohlstückchen in das heiße Öl geben und etwa 1 Minute frittieren, bis sie knusprig, aber nicht zu braun sind. Mit einer Schaumkelle aus dem Öl heben und kurz auf einem mit Küchenpapier belegten Teller wälzen, um überschüssiges Fett aufzusaugen. Gemüsechips in eine große Schüssel geben und mit Salz, Sesam und Chiliflocken bestreuen.

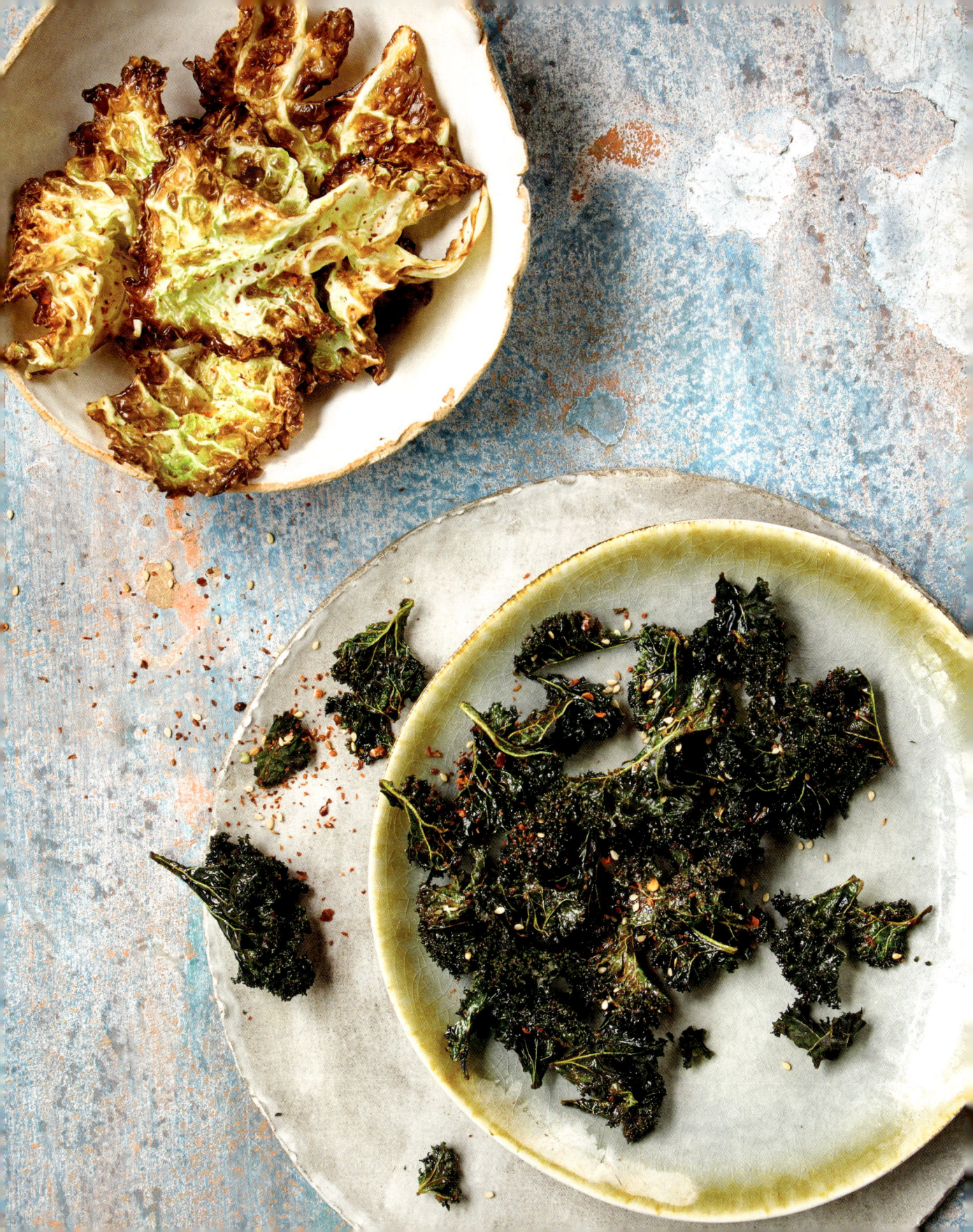

GEBRANNTE GEWÜRZNÜSSE

Studentenfutter ist gut zum Mitnehmen und gibt
schnell Energie, wenn man sie braucht. Wenn man es selbst macht,
kann man sich nach Herzenslust aussuchen, was drin sein soll.
Und im Ofen gebacken wird alles noch knuspriger.

FÜR 4 PERSONEN
20 MINUTEN

250 g gemischte Nüsse und
Kerne (z. B. Paranüsse,
Walnusskerne, Sonnen-
blumenkerne, Cashew-
kerne, Kürbiskerne,
Pekannüsse)
50 g getrocknete Cranberrys
1 EL schwarze Sesamsamen
1 TL Kreuzkümmelsamen
2 TL Senfkörner
1 TL Salzflocken
2 EL flüssiger Honig
1 EL Olivenöl

Den Backofen auf 180 °C vorheizen. Alle Zutaten in eine Schüssel geben und gut vermischen.

Die Nussmischung auf einem mit Backpapier belegten Blech
verteilen. Im Ofen 12–15 Minuten backen, dabei oft umrühren,
bis die Nüsse goldbraun werden.

Abkühlen lassen und servieren.

Die Nüsse eignen sich dafür, das ausführliche Kauen zu trainieren.
Achte bewusst darauf, wie häufig du das Essen kaust.
20-mal sollte hierbei dein Richtwert sein.

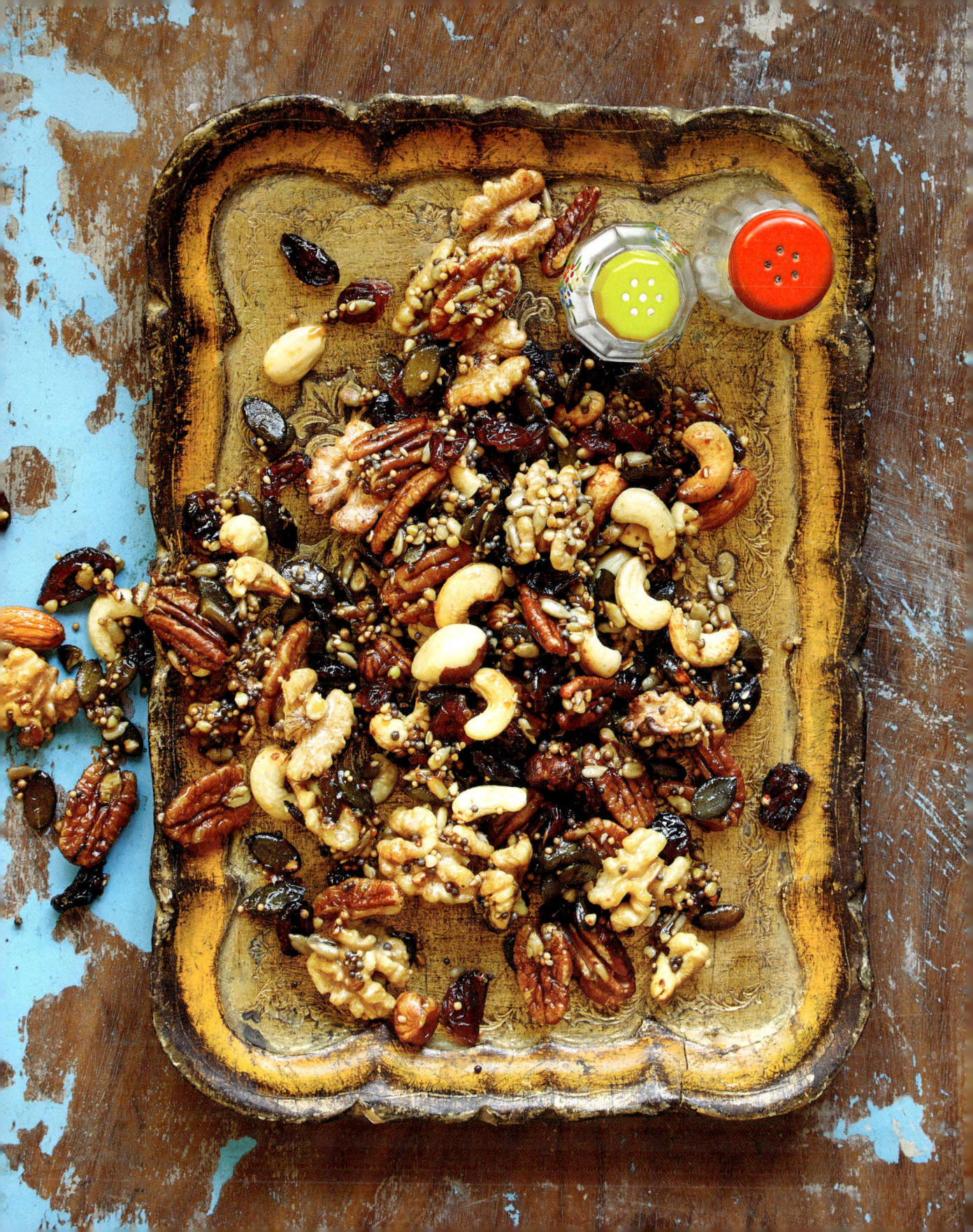

MAISKOLBEN AUS DEM OFEN

Maiskolben aus dem Ofen oder vom Grill sind der Klassiker im Sommer.
Mit Chilibutter oder Pesto und etwas Käse schmecken sie
gleich noch mal so gut. Aus den Blättern »Griffe« zu machen, ist
nicht nur praktisch, sondern auch ein echter Hingucker.

FÜR 4 PERSONEN
45 MINUTEN

6 Maiskolben mit Blättern
50 g Parmesan

FÜR DIE CHILIBUTTER
150 g Butter
1 Knoblauchzehe
1 rote Chilischote
2 TL geräuchertes
  Paprikapulver
1 TL brauner Zucker
½ TL Chilipulver
Meersalz
frisch gemahlener
  schwarzer Pfeffer

FÜR DAS JALAPEÑO-PESTO
3 Knoblauchzehen
6 Jalapeño-Chilischoten
2 Bund Koriandergrün
1 Bund glatte Petersilie
1 TL Meersalz
½ TL Kreuzkümmelsamen
1 Zitrone
100 ml Olivenöl

Den Backofen auf 180 °C vorheizen. Die Maiskolben waschen und Fäden vom oberen Ende entfernen. Die Blätter dran lassen.

Die Maiskolben direkt auf das Backofengitter legen und im Ofen 30–35 Minuten backen. Den Parmesan fein reiben und beiseitestellen.

Für die Chilibutter die Butter zerlassen. Den Knoblauch abziehen, die Chilischote waschen, entkernen, klein schneiden und mit dem Knoblauch pürieren. Mit den restlichen Zutaten unter die flüssige Butter rühren.

Für das Jalapeño-Pesto den Knoblauch abziehen. Chilischoten waschen, entkernen und klein schneiden. Die Kräuter waschen, trockenschütteln und fein hacken. Alles mit Salz und Kreuzkümmel in einem Mixer oder von Hand fein zerkleinern. Die Zitrone auspressen und den Saft zusammen mit dem Olivenöl unter die Paste mischen.

Die Maiskolben nach dem Backen kurz abkühlen lassen, dann mit einem Ofenhandschuh vorsichtig die Blätter zurückbiegen. Vorsicht: Zwischen den Blättern ist oft noch sehr heißer Wasserdampf! Eventuell noch weitere Fäden entfernen und die Blätter zu einem »Griff« zusammenbinden.

Wahlweise Butter oder Pesto auf die Maiskolben streichen, alles mit Parmesan bestreuen und die Maiskolben mit den Händen essen.

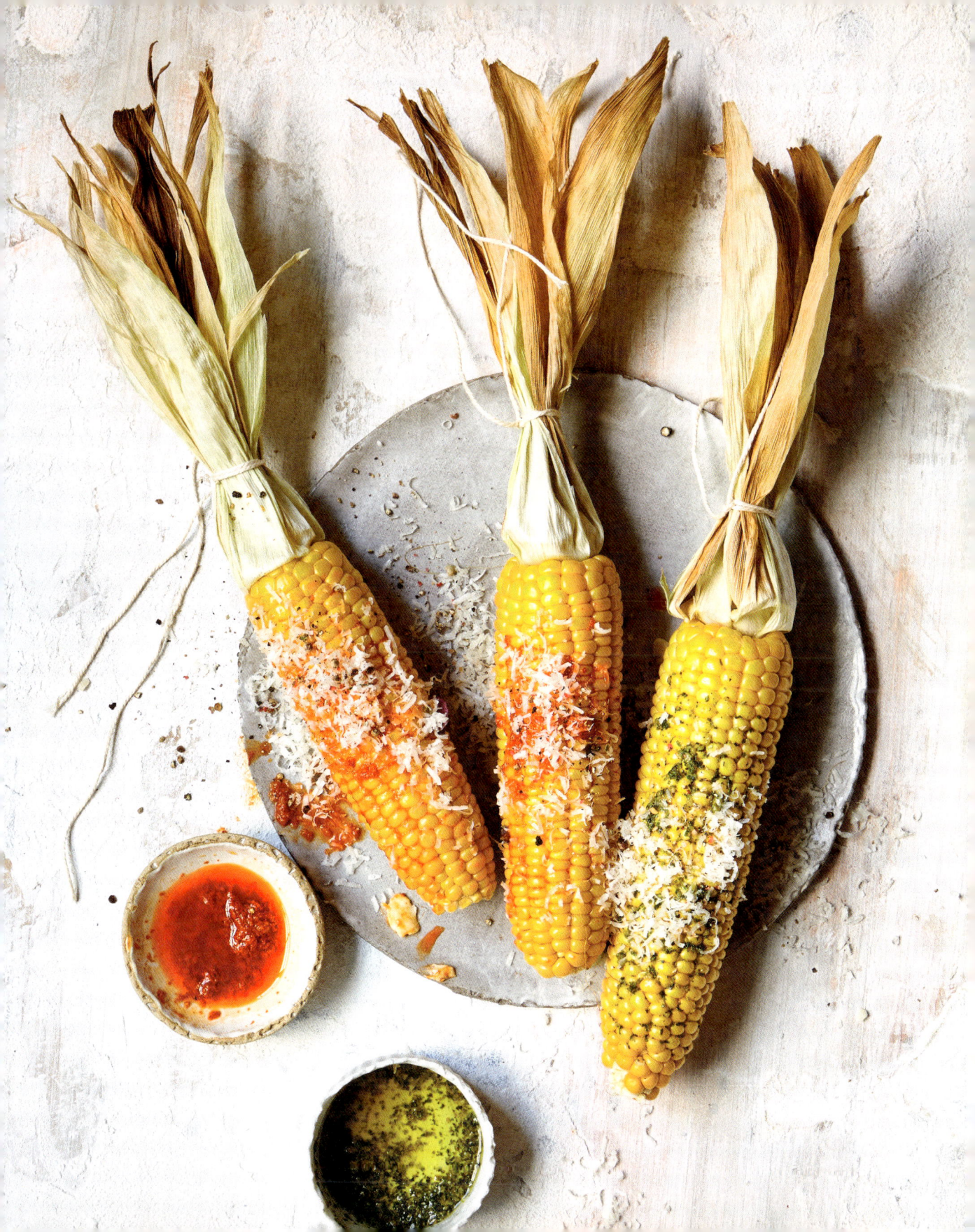

KÄSE-SAMEN-KRÄCKER

*Wer Käse mag, wird diese Kräcker lieben. Die knusprig gebackenen
Samen und Kerne crunchen richtig schön beim Kauen,
der Parmesan gibt die Würze. Perfekt auch für die Mittagspause zum
Salat oder mit einem der Dips von Seite 134.*

FÜR 4 PERSONEN
40 MINUTEN

150 g gemischte Kerne
und Samen (z. B. Sonnen-
blumenkerne, Kürbiskerne,
Leinsamen, Mohn, Sesam-
samen)
1 TL Olivenöl
400 g Parmesan

Den Backofen auf 180 °C vorheizen. Kerne und Samen mit
Olivenöl vermischen und auf einem Backblech ausbreiten. Für
etwa 15 Minuten im Backofen rösten, bis sie anfangen zu duften. Dabei alle paar Minuten durchrühren, damit sie von allen
Seiten rösten. Kerne und Samen aus dem Backofen nehmen
und in eine Schüssel füllen.

Die Backofentemperatur auf 200 °C erhöhen. Den Parmesan
fein reiben. Auf einem mit Backpapier belegten Blech aus dem
Käse ein großes Rechteck formen und mit den Samen und
Kernen bestreuen. Den Käsefladen 15–20 Minuten backen, bis
der Käse zerläuft und die Ränder knusprig werden. Aus dem
Backofen nehmen und komplett abkühlen lassen. Wenn der
Käse abgekühlt und knusprig ist, mit einem Messer kreuz und
quer schneiden, sodass verschieden große Kräcker entstehen.

*Gerade beim Snacken ist es wichtig, nicht zu viel zu essen. Lege
zwischendurch eine bewusste Pause ein, lege dabei eine Hand auf
deinen Magen und versuche zu spüren, wie satt du bereits bist.*

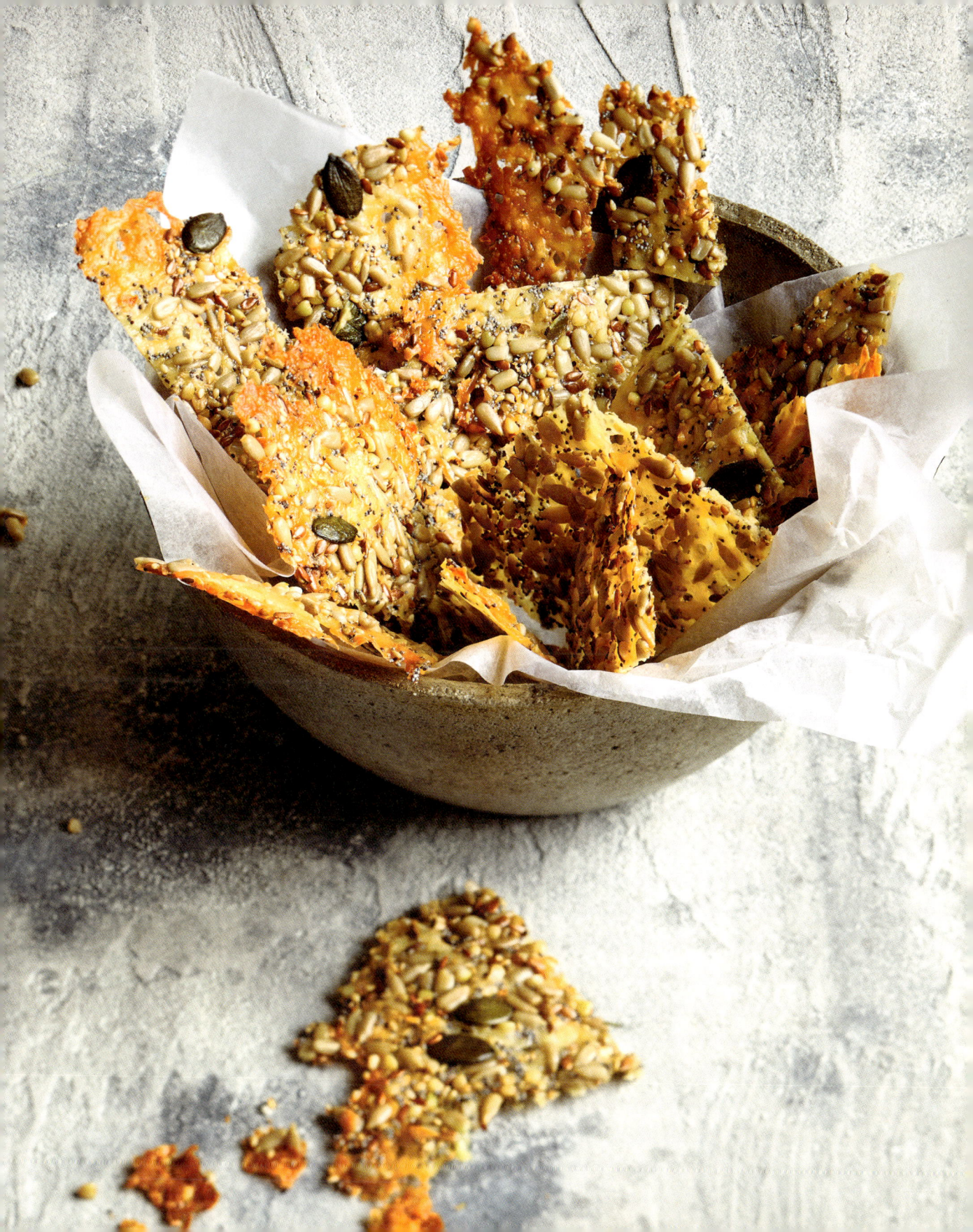

Wer Veränderungen will, muss sie *zulassen*

Veränderungen sind anstrengend und mühsam. Doch wenn wir nicht zufrieden sind, müssen wir wohl oder übel etwas ändern. Um leichter durch den Prozess zu kommen und deine Komfortzone zu erweitern, hier einige Gedanken und Tipps für dich.

Jeder Mensch hat eine sogenannte »Komfortzone«, einen Bereich, in dem er sich sicher fühlt und in dem es ihm leicht fällt, zu handeln, ohne dabei viel nachdenken zu müssen. Dieser Bereich entsteht im Laufe des Lebens und betrifft alle Dinge, die wir regelmäßig tun und die dadurch bereits zur Gewohnheit geworden sind. Hierzu zählen vor allem vertraute Tätigkeiten, Orte oder auch Personen. Verlassen wir unsere Komfortzone, kommen wir in die sogenannte »Wachstumszone« – ein für uns unbekanntes Terrain, auf dem viele neue Herausforderungen auf uns warten. Nehmen wir die Herausforderung an, werden wir ganz automatisch daran wachsen. Das wird zwar vor allem in der Anfangszeit anstrengend sein und es kann zu Rückschlägen kommen. Doch wenn wir uns dadurch nicht entmutigen lassen, sondern weitermachen, wird unsere Komfortzone dadurch erheblich wachsen.

Auch bei der Ernährung haben wir eine Komfortzone. Unser Essverhalten, wie wir es seit eh und je praktizieren – mit allen Gewohnheiten und den sich immer wiederholenden Rezepten –, bildet ebenfalls eine Komfortzone. Hier fühlen wir uns sicher. Doch nicht selten sind die langfristigen Folgen unseres Verharrens in der Komfortzone eher negativ. Haben wir uns beispielsweise daran gewöhnt, jeden Abend zur Belohnung etwas Süßes zu naschen oder unseren Teller immer leer zu essen – unabhängig davon, ob wir hungrig sind oder nicht –, wird die langfristige Folge sehr wahrscheinlich eine Gewichtszunahme sein.

Um dies zu verhindern, müssen wir unsere Komfortzone erweitern. Wie bereits erwähnt, ist dies mit zusätzlichen Bemühungen verbunden.

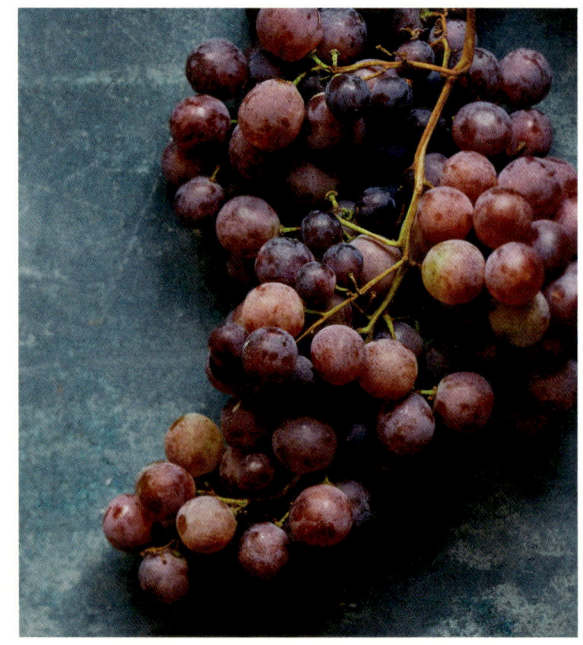

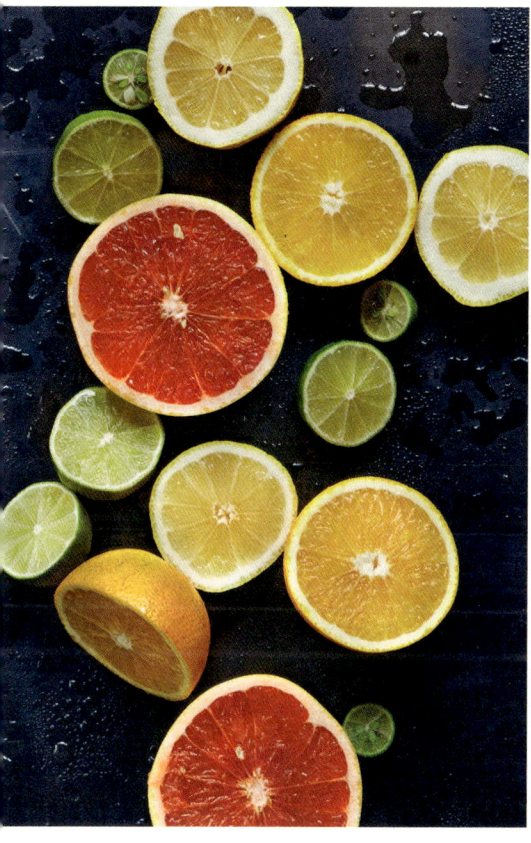

das Ernährungsverhalten mit ein. Möglicherweise bist du anfangs noch sehr zögerlich und hast Bedenken, dich der intuitiven Ernährung zu öffnen. Doch auch hier wirst du schnell an den neuen Herausforderungen wachsen. So wird auch dieses Gebiet schon bald zu deiner Komfortzone gehören, und du wirst von ihrer Erweiterung langfristig sehr profitieren.

Neues ausprobieren

Auch das Testen neuer Rezepte und Lebensmittel erweitert deinen Horizont. Zunächst wird es ein Mehraufwand sein, da du dich auf unbekanntes Gebiet begibst, doch schon bald wirst du dich auch dort wie zu Hause fühlen. Hast du zum Beispiel schon mal Polenta selbst gemacht? Es ist ganz einfach und schmeckt hervorragend. Probiere doch mal die Polenta-Pizza mit Camembert auf Seite 100.

Zumindest so lange, bis wir uns an die Neuerungen gewöhnt haben. Der positive Nutzen, den wir dadurch gewinnen, ist jedoch häufig viel größer als die Anstrengungen, die wir dafür in Kauf nehmen mussten.

Solltest du also merken, dass du dich im Kreis drehst und mit den Ergebnissen deines momentanen Lebensstils in Bezug auf die Ernährung nicht zufrieden bist, traue dich, Veränderungen zuzulassen. Denn wer Veränderungen will, muss sie auch zulassen! Das schließt auch

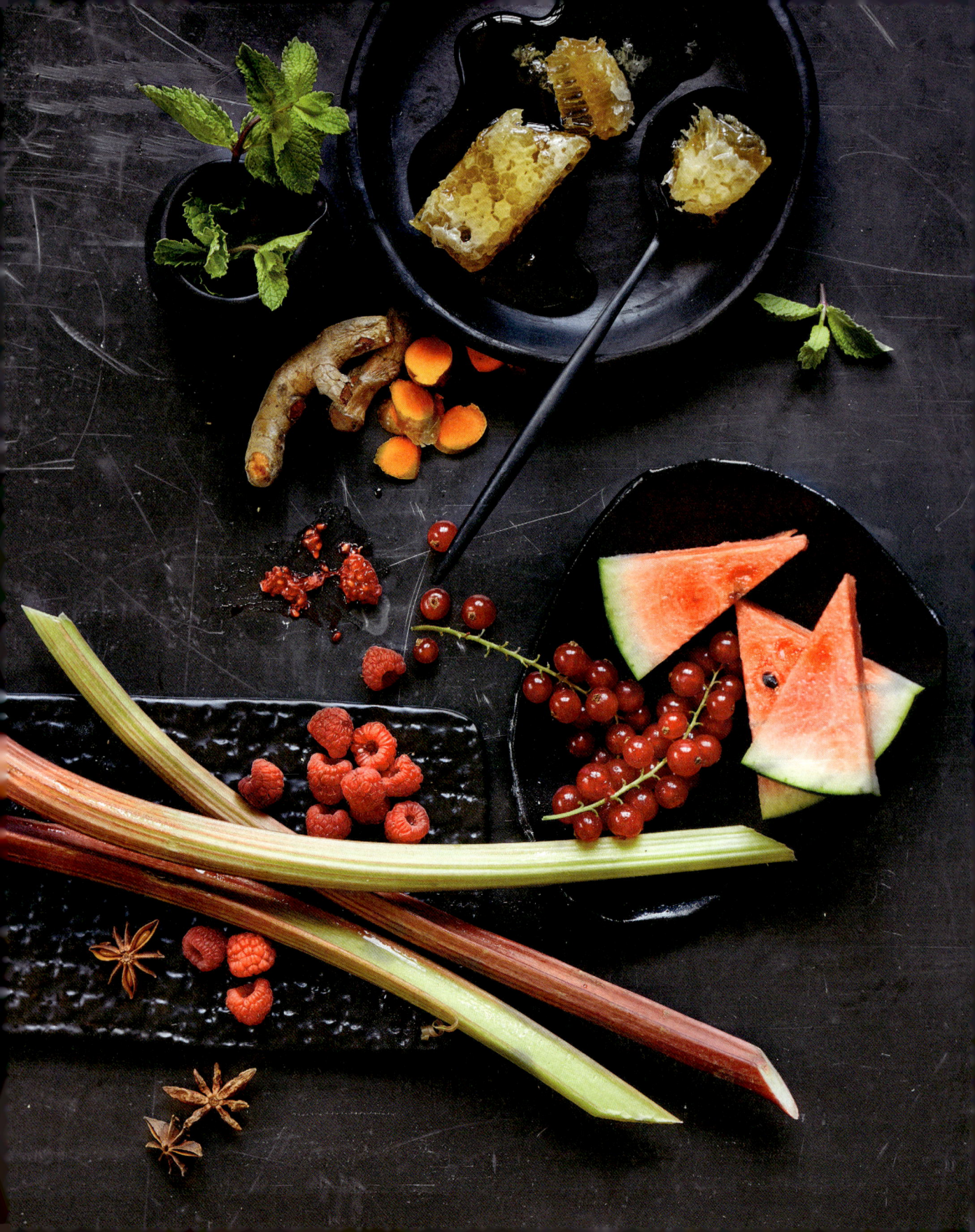

SÜSSES & DRINKS

Ab und an darf es auch mal etwas Süßes sein. Die einzige Voraussetzung:
Wir sollten achtsam essen und die Nascherei bewusst genießen.
Kein schlechtes Gewissen und keine Vorwürfe – denn in Maßen ist alles erlaubt.
Damit sich die kleine Schlemmerei auch wirklich lohnt, gibt es hier einige Rezepte,
die für ein echtes Geschmackserlebnis sorgen.

EIS AM STIEL

Wer liebt im Sommer nicht ein erfrischendes Eis?
Bei diesen Variationen ist für jeden Geschmack etwas dabei.
Einmal vorbereitet, hat man dann immer einen kühlen
Snack parat, wenn einen die Lust auf etwas Süßes überkommt.

ERGIBT JE 6 EIS
JE 15 MINUTEN
(PLUS EINFRIEREN)

FÜR DAS MATCHA-EIS
500 g griechischer Joghurt
3 EL flüssiger Honig
1 EL Matchapulver
50 g Pistazienkerne

FÜR DAS HIMBEER-CHIA-KOKOS-EIS
1 Zitrone
400 ml Kokosmilch
40 g Chiasamen
5 EL flüssiger Honig
100 g Himbeeren

FÜR DAS ERDBEER-SAHNE-EIS
350 g Erdbeeren
4 EL Zucker
500 g Schlagsahne

FÜR DAS BANANEN-EIS
4 große Bananen
150 g Haselnusscreme
60 g Joghurt

Für das Matcha-Eis in einer Schüssel Joghurt, Honig und Matchapulver mit einem Schneebesen glatt verrühren. In sechs Eisformen verteilen und mindestens 4 Stunden einfrieren. Inzwischen die Pistazien fein hacken und in einer kleinen Schale beiseitestellen. Nach dem Einfrieren das Eis aus den Formen lösen und die Spitzen in die Pistazien stippen, sodass sie rundherum am Eis kleben bleiben.

Für das Himbeer-Chia-Kokos-Eis die Zitrone auspressen. In einer Schüssel Kokosmilch, Chiasamen, Honig und 1 EL Zitronensaft mit einem Schneebesen verrühren, bis alles gut vermengt ist. In sechs Eisformen verteilen und 2 Stunden einfrieren.
In der Zwischenzeit die Himbeeren waschen und abtropfen lassen. Nach 2 Stunden die Himbeeren in die Eisformen geben, etwas umrühren, damit sie sich verteilen. Weitere 8 Stunden einfrieren.

Für das Erdbeer-Sahne-Eis die Erdbeeren waschen, trockentupfen und mit 2 EL Zucker pürieren. Die Sahne mit dem restlichen Zucker (2 EL) verrühren, bis er aufgelöst ist. Erdbeerpüree und Sahnemix abwechselnd in die Eisformen geben, mindestens 4 Stunden einfrieren.

Für das Bananen-Eis die Bananen schälen und pürieren. 120 g Haselnusscreme und Joghurt dazugeben, erneut gut pürieren. Mit der restlichen Haselnusscreme (30 g) die Ränder der sechs Eisformen einpinseln (je etwa ½ TL). Das Püree in die Formen verteilen. Anschließend mindestens 6 Stunden einfrieren.

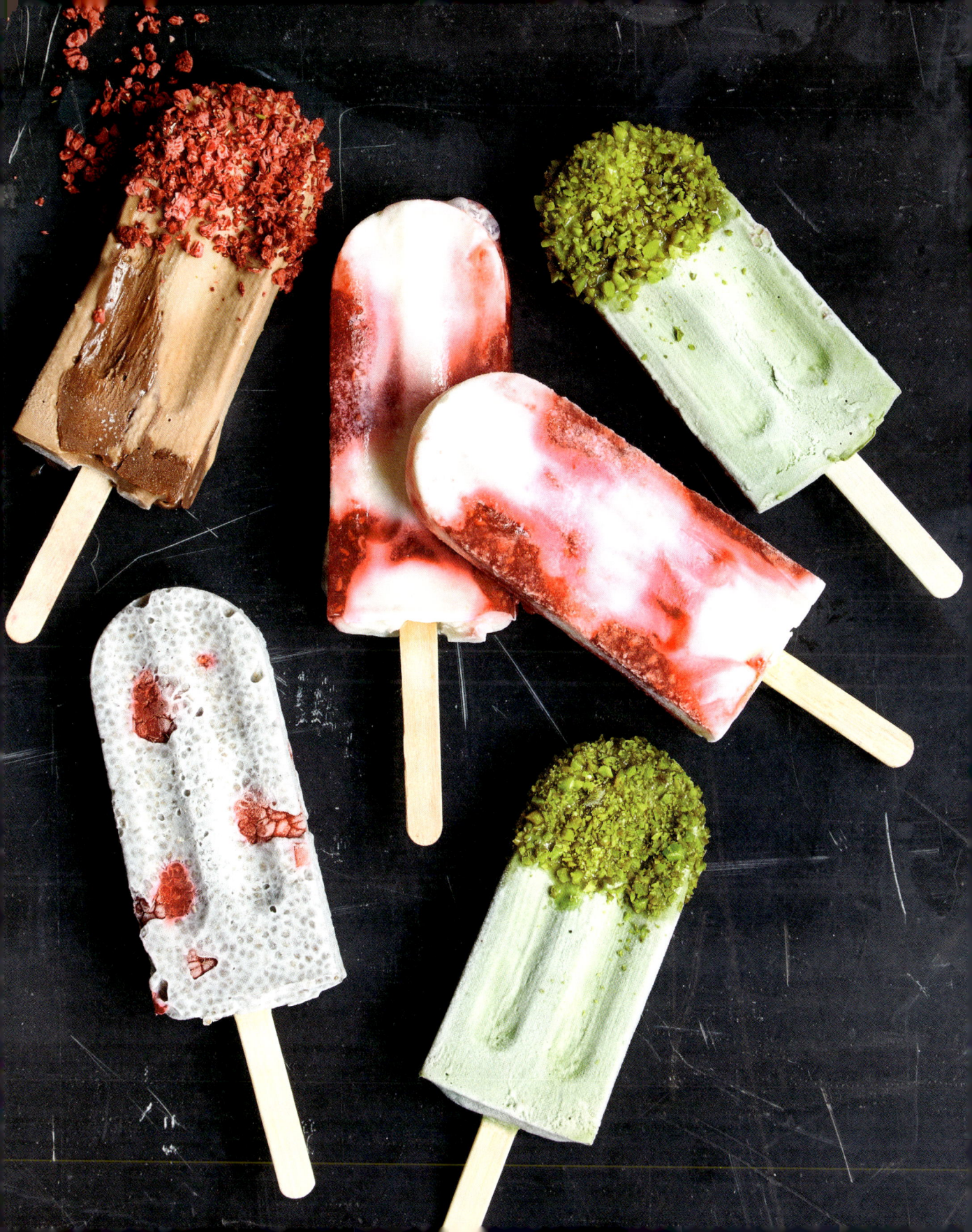

FAULENZER-EISTORTE

Dieses Dessert ist ideal für Faule. Mit den Lieblingseissorten ist es
ratzfatz vorbereitet, und wenn geschlemmt werden soll, holt man die fertige Torte
einfach aus dem Eisfach. Natürlich ist sie auch mit selbst gemachtem
Eis machbar, dann nur nicht mehr so sehr für Faule ...

ERGIBT 8 STÜCKE
4 STUNDEN 30 MINUTEN

½ TL Sonnenblumenöl
100 g flache Eiswaffeln
200 g Cassis-Sorbet
200 g Maracuja-Sorbet
200 g Zitronen-Sorbet
200 g Grapefruit-Sorbet
100 g gefrorene Beeren
1 Handvoll Amaretti

Eine Kastenform (etwa 20 cm lang) mit dem Öl einfetten und anschließend so mit Backpapier auskleiden, dass es an den Rändern mehrere Zentimeter übersteht. Den Formboden mit einer Schicht Eiswaffeln auslegen.

Cassis-Sorbet in eine Schüssel geben und mit einem Stabmixer 1–2 Minuten pürieren, bis es weich und cremig ist. Das Sorbet mit einem Löffel glatt auf den Eiswaffeln in der Kastenform verteilen. Eine weitere Schicht Eiswaffeln auslegen. Maracuja-Sorbet ebenfalls cremig pürieren, auf die Eiswaffeln geben und glatt streichen. Zitronen-Sorbet pürieren, in die Form geben und auf dem Maracuja-Sorbet verteilen. Wieder eine Schicht Eiswaffeln darauf legen. Grapefruit-Sorbet pürieren, als letzte Schicht oben auf der Form verteilen. Die Eistorte mindestens 4 Stunden im Gefrierfach kühlen.

Die fertige Torte mithilfe des Backpapiers aus der Kastenform heben und auf eine Platte stellen. Gefrorene Beeren auf der Torte verteilen, Amaretti mit der Hand zerbröseln und über die Torte streuen.

Mache aus deiner Mahlzeit ein Fest. Stelle eine Kerze oder einen
Blumenstrauß auf den Tisch und genieße dein gesamtes Essen —
bis zu diesem wunderbaren Dessert.

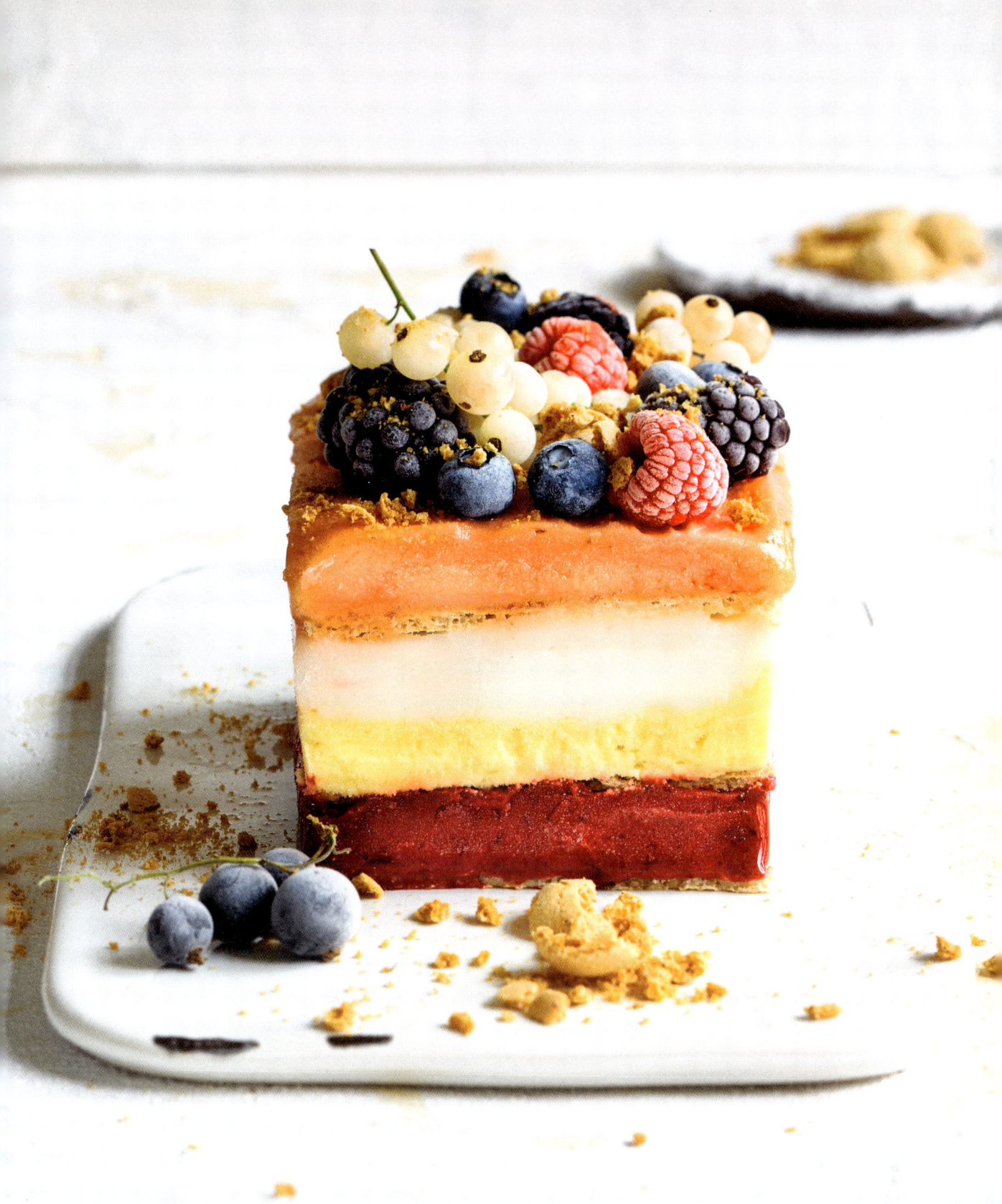

KLEINE OBSTTARTES

Wie Pizza, nur besser! Diese süßen
Obsttartes sind einfach herzustellen und genau richtig,
wenn sich Besuch ankündigt. Ihr Belag lässt sich
dabei ganz nach Geschmack variieren.

ERGIBT 3 TARTES
2 STUNDEN

300 g Dinkelmehl Type 630
 + mehr zum Verarbeiten
2 EL brauner Zucker
1 Pck. Vanillezucker
½ TL gemahlener Zimt
200 g kalte Butter
1 Ei
1 Prise Salz
400 g gemischtes Obst
 (z. B. Himbeeren, Pfirsiche,
 Pflaumen, Heidelbeeren,
 Johannisbeeren)
1 Bio-Zitrone
135 g Zucker
1½ EL Maisstärke
1 TL Rosenwasser
1 Eiweiß
1 EL Puderzucker zum
 Bestäuben

Den Backofen auf 200 °C vorheizen. Mehl, braunen Zucker, Vanillezucker, Zimt, Butter in Flöckchen, Ei, Salz und 2 EL Wasser in eine Schüssel geben. Mit den Händen glatt verkneten. Den Teig zu einer Kugel formen und in Frischhaltefolie gewickelt 45 Minuten im Kühlschrank ruhen lassen.

Inzwischen das gemischte Obst waschen und abtropfen lassen. Pfirsiche und Pflaumen halbieren, entsteinen und in Spalten schneiden. Die Zitrone heiß abbrausen, trockentupfen und die Schale abreiben. Die Frucht halbieren und auspressen.

Obst, 120 g Zucker, Maisstärke, Rosenwasser, Zitronensaft und Zitronenschale in einer Schüssel gut vermischen.

Den gekühlten Teig in drei Teile teilen und auf einer bemehlten Arbeitsfläche rund ausrollen. Die Teigkreise auf ein mit Backpapier belegtes Backblech geben. Die Obstmischung jeweils mittig daraufgeben und dabei einen breiten Rand freilassen. Die Teigränder zur Mitte umklappen. Mit einem Pinsel etwas Eiweiß auf die Teigoberfläche streichen, um die Teigfalten zu verkleben. Die Tartes für 15 Minuten ins Gefrierfach stellen.

Bevor die Tartes in den Ofen kommen, noch einmal mit Eiweiß bestreichen und mit dem restlichen Zucker (15 g) bestreuen. 25–30 Minuten backen, bis die Teigkruste goldbraun ist. Mit Puderzucker bestäuben und noch warm servieren.

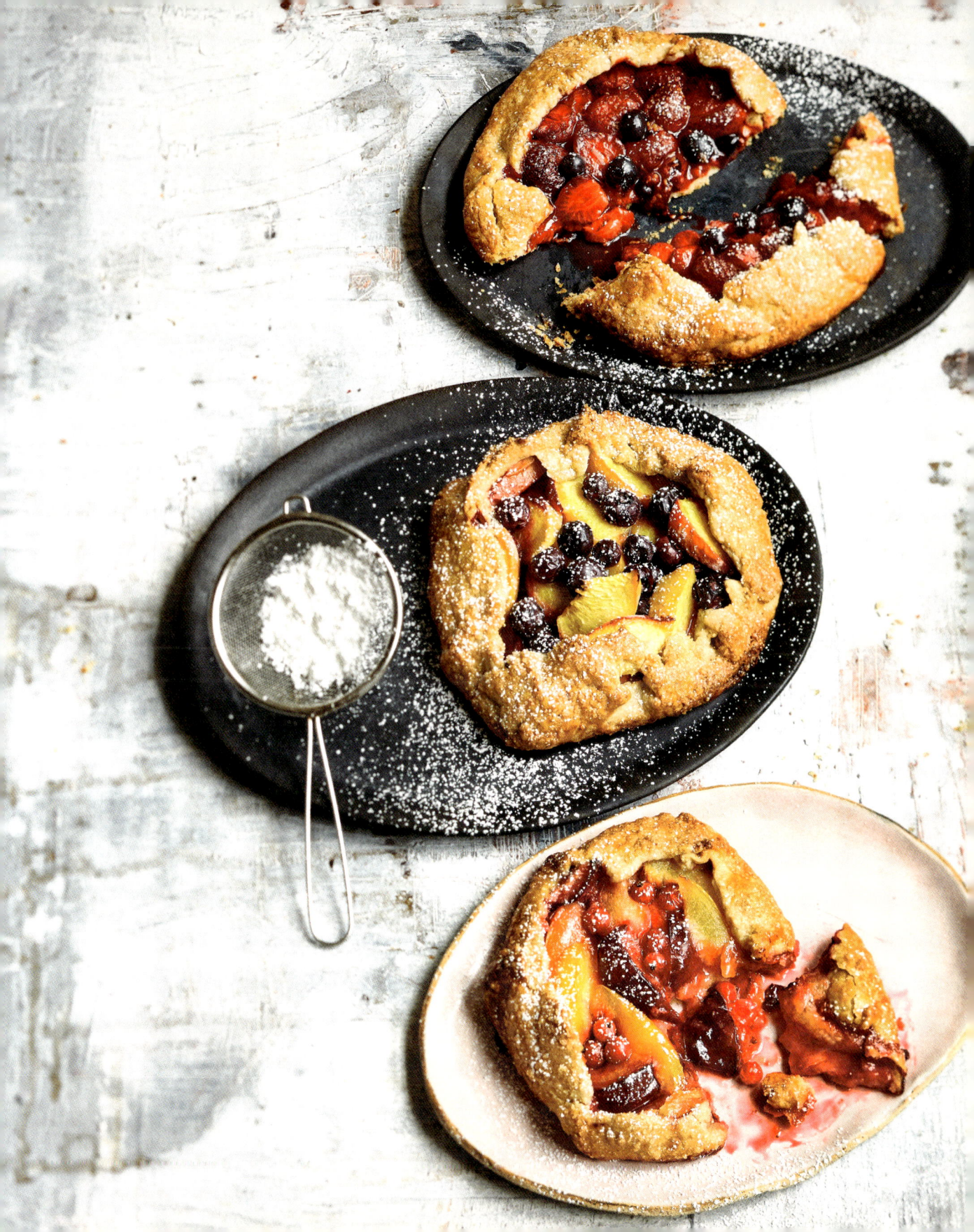

Warum wir uns nichts verbieten sollten

Gesunde Ernährung und Genuss sind unvereinbar? Lange herrschte diese Meinung vor, doch langsam ändert sich das zum Glück. Wer wirklich zufrieden sein möchte, sollte sich nichts verbieten. Gerade auch vermeintlich ungesunde Gerichte solltest du ohne schlechtes Gewissen genießen. Auch das gehört zur intuitiven Ernährung.

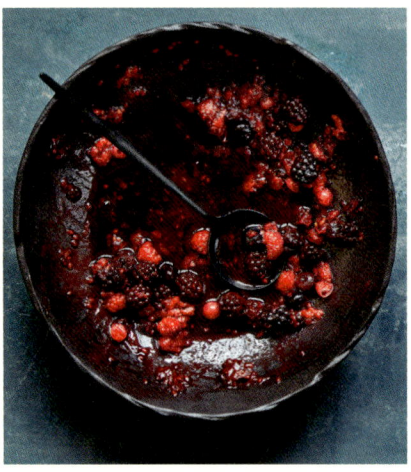

Je verbotener etwas ist, desto attraktiver wird es für uns. Ein Phänomen, das uns auch beim Essen immer wieder begegnet. Dahinter steckt unter anderem die Reaktanztheorie, die besagt, dass sich Menschen durch Verbote in ihrer Freiheit eingeschränkt fühlen und dadurch motiviert sind, die Verbote zu brechen. Das trifft auch auf selbst auferlegte Verbote in der Ernährung zu. Verbieten wir uns beispielsweise, Schokolade zu essen, so wird diese erst recht attraktiv für uns. Unsere Gedanken drehen sich nur noch um die Schokolade, bis wir unser eigenes Verbot brechen. Meist essen wir in Folge

dessen übermäßig viel, da wir unbewusst wieder eine Limitierung in naher Zukunft fürchten. Wir fangen also an, zu »bunkern«, und essen bei diesen Heißhungerattacken oft deutlich mehr, als wir ohne das Verbot gegessen hätten.

Verbieten wir uns Lebensmittel, handeln wir in diesem Moment vorrangig kognitiv gesteuert. Ohne auf unsere körperlichen Signale zu achten, treffen wir eine Vernunftsentscheidung, da wir davon ausgehen, unsere Ernährung auf diesem Wege in den Griff zu bekommen. Doch meist ist das Gegenteil der Fall. Durch die Verbote spüren wir einen starken Druck,

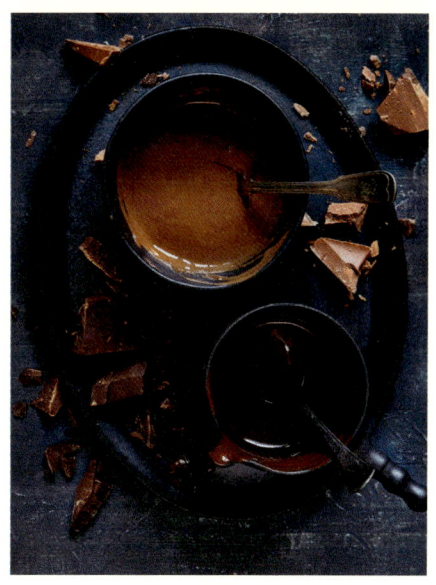

wodurch es zur Freisetzung des Stresshormons Cortisol kommt. Cortisol führt dazu, dass die Hirnareale, die für das bewusste und achtsame Handeln verantwortlich sind, blockiert werden. Stattdessen wird das sogenannte Stammhirn aktiviert, das die überlebenswichtigen Funktionen steuert. Dazu zählt unter anderem auch die Nahrungsaufnahme. Schütten wir also vermehrt Stresshormone aus, unterbinden wir unsere Achtsamkeit und lassen unseren Überlebensinstinkten freie Hand.

Diese Instinkte bringen uns dazu, möglichst viel zu »bunkern«, anstatt bewusst nur die Menge zu essen, die wir tatsächlich brauchen. Stress, bedingt durch selbst auferlegte Verbote, sollte deshalb möglichst gering gehalten werden oder gar nicht erst zustande kommen.

Anstatt dir Verbote aufzuerlegen, solltest du dir bewusst machen, dass alles in Maßen erlaubt ist. Fange an, nach und nach deine selbst auferlegten Verbote aufzulösen, und lerne wieder einen gesunden Umgang mit den bisher verbotenen Lebensmitteln. Dadurch schwindet die Attraktivität dieser Lebensmittel, wodurch selbst Schokolade wieder einen ganz normalen Stellenwert bekommt. Isst du achtsam und genießt die Schokolade ganz bewusst (siehe auch Seite 48), wirst du merken, dass du bereits nach wenigen Stücken zufrieden bist und die restliche Schokolade guten Gewissens beiseitelegen kannst. Also Schluss mit dem Verzicht und her mit dem bewussten Genuss!

Schluss mit Verboten und Verzicht und her mit dem Genuss!

CRANBERRY-BROTPUDDING

Wer auch als Hauptspeise gerne mal was Süßes mag,
für den ist dieser Brotpudding genau das Richtige. Rhabarber und Cranberrys
machen ihn schön fruchtig und ein Hauch Vanille sorgt für das gewisse Extra.
In kleineren Portionen ist die leckere Verführung aber auch ein tolles Dessert!

FÜR 4 PERSONEN
1 STUNDE 15 MINUTEN

350 g Rhabarber
150 g Zucker
450 g Brioche oder weiches
    Weißbrot
100 g weiche Butter
1 TL gemahlener Zimt
100 g getrocknete
    Cranberrys
4 Eier
400 g Schlagsahne
350 ml Milch
1 Vanilleschote
1 EL Puderzucker zum
    Bestäuben

Den Backofen auf 180 °C vorheizen. Den Rhabarber putzen, schälen, waschen und in 3–4 cm lange Stücke schneiden. Dann in eine Schüssel geben, mit 50 g Zucker bestreuen und vermischen, sodass alle Stückchen bedeckt sind. 15 Minuten ziehen lassen.

Inzwischen die Brioche in 1,5 cm dicke Scheiben schneiden. Zwei Drittel der Butter mit Zimt mischen und auf die Brioche-Scheiben streichen. In einer Kastenform (etwa 25 cm lang) abwechselnd die Briochescheiben stehend und die Hälfte des Rhabarbers hintereinander schichten. Den restlichen Rhabarber sowie die Cranberrys darüber verteilen.

Die Eier in einer Schüssel aufschlagen und mit Sahne, Milch und 50 g Zucker verquirlen. Die Vanilleschote längs mit einem Messer aufritzen, das Mark herauskratzen und unter die Eier-Milch-Mischung rühren. Die Hälfte der Eier-Milch-Mischung über die Brotscheiben in der Kastenform gießen. So lange warten, bis die Flüssigkeit aufgesogen ist, dann den Rest darübergießen. Die restliche Butter (etwa 30 g) in Flöckchen darauf verteilen und den restlichen Zucker (50 g) darüberstreuen.

Den Brotpudding 30 Minuten im Ofen backen. Herausnehmen und 10 Minuten ruhen lassen. Mit Puderzucker bestäuben und noch warm servieren.

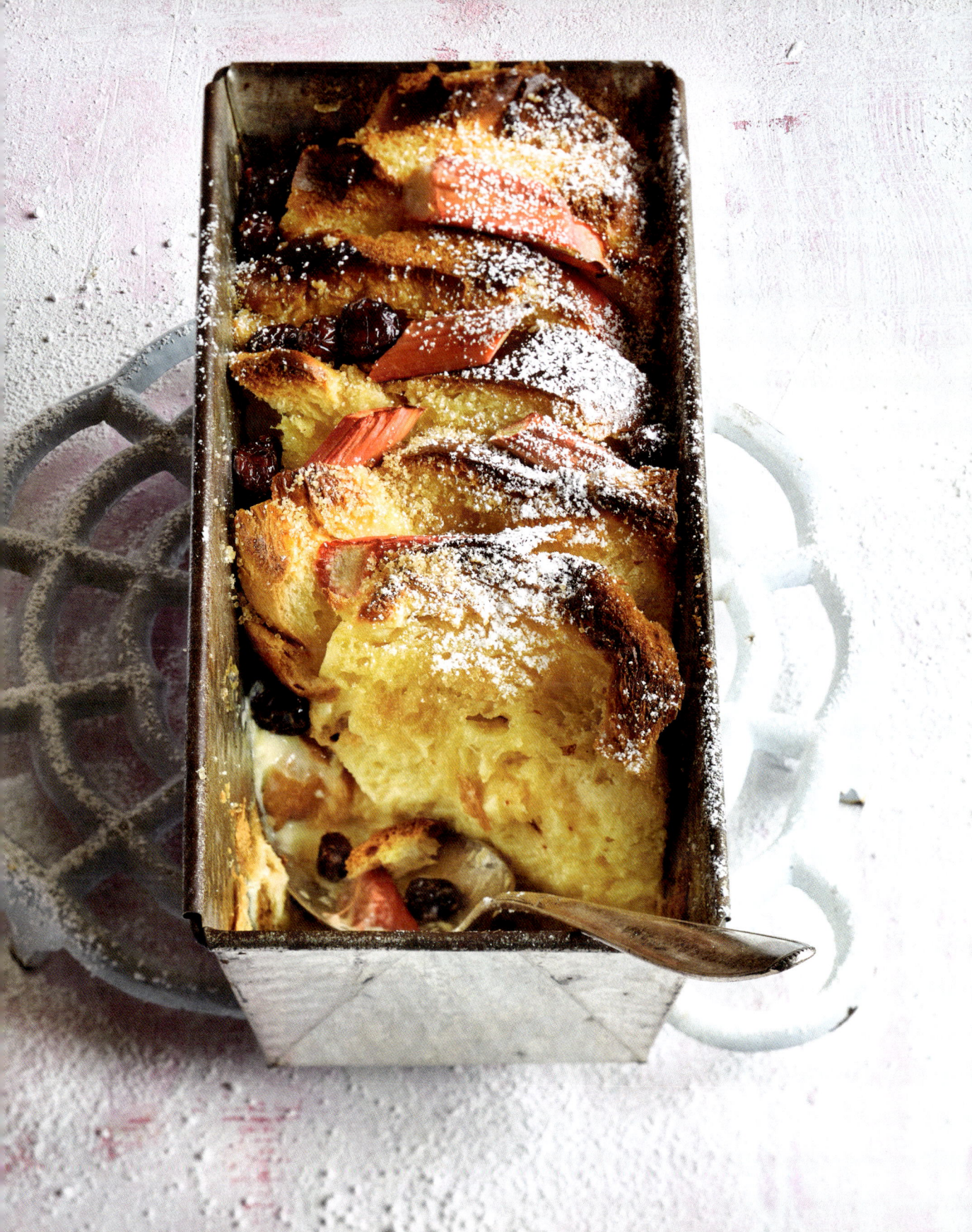

BEERENBAISER ZUM TEILEN

*Man muss ein bisschen vorausplanen, aber wenn
die Baisers erst mal im Ofen sind, ist nicht
mehr viel zu tun. Das Ergebnis ist umso leckerer.
Da teilt man doch gerne, oder?*

FÜR 4 PERSONEN
2 STUNDEN 20 MINUTEN

4–5 Eiweiß (120 g)
1 Prise Salz
200 g Zucker
¼ TL Himbeerpuder oder
  rote Lebensmittelfarbe
200 g gemischte Beeren
1 EL Rohrzucker
½ Bund Minze
200 g Schlagsahne

Den Backofen auf 140 °C vorheizen. In einer großen Schüssel das Eiweiß mit dem Salz mit einem Handrührgerät zunächst auf niedriger Stufe aufschlagen, anschließend auf höchster Stufe steif schlagen. Nach und nach den Zucker einrieseln lassen und weiterschlagen. Nach etwa 10 Minuten fängt das Eiweiß an, so fest zu werden, dass man Spitzen ziehen kann. Jetzt das Himbeerpulver vorsichtig unterheben, sodass hübsche Wirbel entstehen.

Mit zwei großen Löffeln fünf bis sechs Baiserkleckse mit einigem Abstand voneinander auf ein mit Backpapier belegtes Backblech setzen. 1 Stunde auf der mittleren Schiene des Ofens backen, dann den Ofen ausschalten und die Baisers noch etwa 15 Minuten bei leicht geöffneter Ofentür auskühlen lassen.

Inzwischen die Beeren waschen. In einem kleinen Topf die Hälfte der Beeren mit 1 EL Wasser und dem Rohrzucker aufkochen und 5–7 Minuten bei schwacher Hitze köcheln lassen, bis die Beeren sehr weich sind. Abkühlen lassen. Die Minze waschen und trockenschütteln.

Die Sahne steif schlagen und mit den Baisers auf einem großen Teller oder einer Servierplatte verteilen. Beerenkompott auf die Sahne geben, mit den restlichen Beeren und Minze dekorieren und gemeinsam genießen.

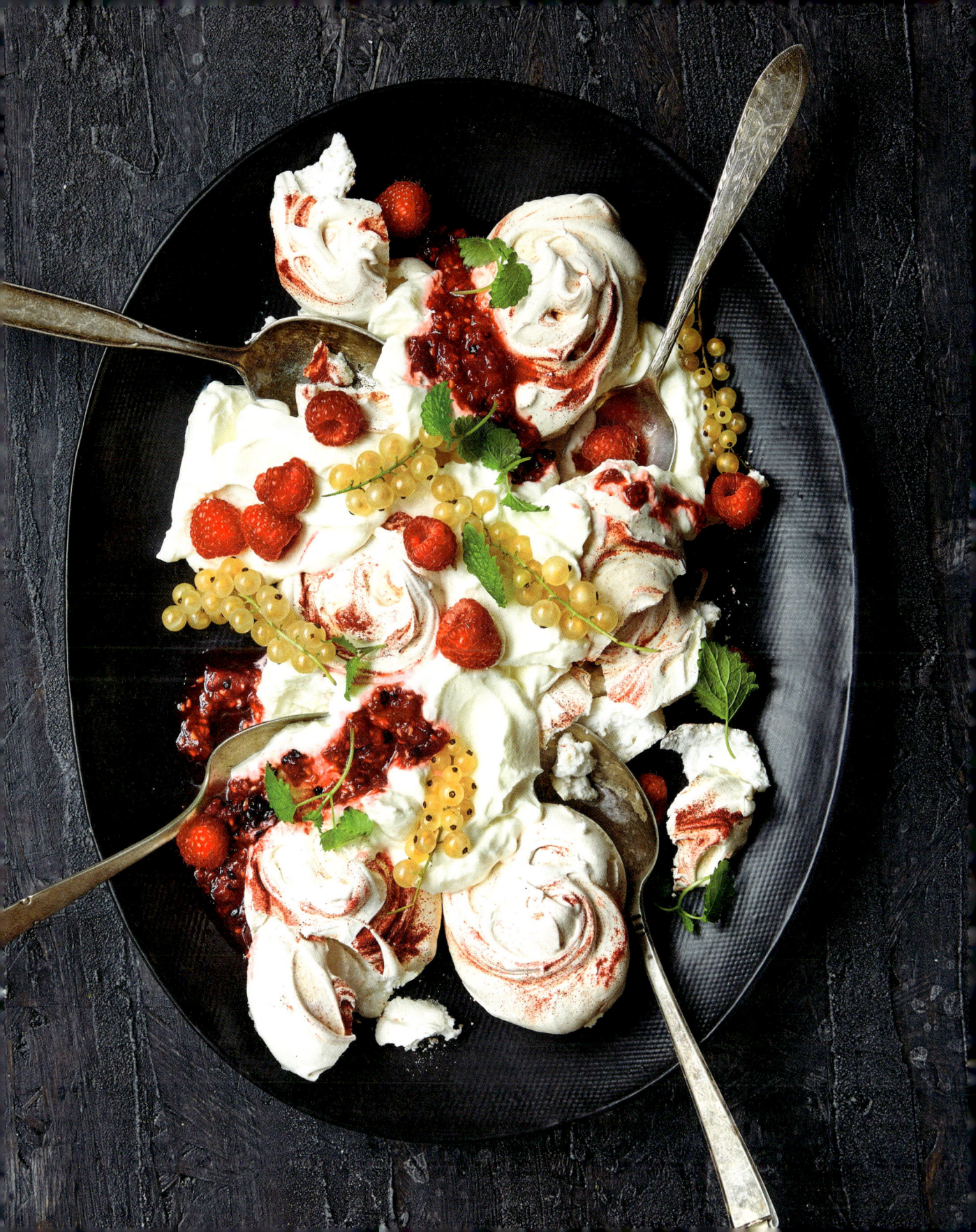

GESCHMORTE BANANEN

mit Karamellsauce

Vielleicht nicht gerade kalorienarm, aber ein echter Genuss:
Die geschmorten Bananen sind das perfekte Dessert nach einem
leichten Abendessen. Die Kokosraspel geben dem Ganzen ein wenig
extra Frische und eine exotische Note.

FÜR 2 PERSONEN
30 MINUTEN

100 g Butter + 1 EL zum
   Braten
200 g Zucker
100 g zimmerwarme
   Schlagsahne
1 TL Meersalz
2 Bananen
2 EL Kokosraspel

Die Butter würfeln und beiseitestellen. Den Zucker mit 50 ml Wasser in einem mittelgroßen Topf gut verrühren. Bei mittlerer Hitze erwärmen, bis der Zucker schmilzt und hellgoldbraun wird. Dabei nicht mehr rühren, sondern nur den Topf oft schwenken, bis der ganze Zucker geschmolzen ist.

Vorsichtig die Butter auf dem geschmolzenen Zucker verteilen und mit einem Schneebesen so lange rühren, bis die Butter auch geschmolzen ist.

Den Topf vom Herd nehmen und die Sahne langsam angießen, dabei weiter mit dem Schneebesen rühren, bis die Sahne komplett untergerührt ist. Meersalz zufügen und noch einmal kurz umrühren. Abkühlen lassen.

Die Bananen ungeschält der Länge nach halbieren. 1 EL Butter in einer Pfanne bei mittlerer Hitze schmelzen. Die Bananen mit der Schnittfläche nach unten 1–2 Minuten anschmoren, dann umdrehen und weitere 4–5 Minuten schmoren, bis sie weich und durchgewärmt sind.

Die Bananen mit der Schnittfläche nach oben auf Teller legen und die Karamellsauce und Kokosraspel darüber verteilen.

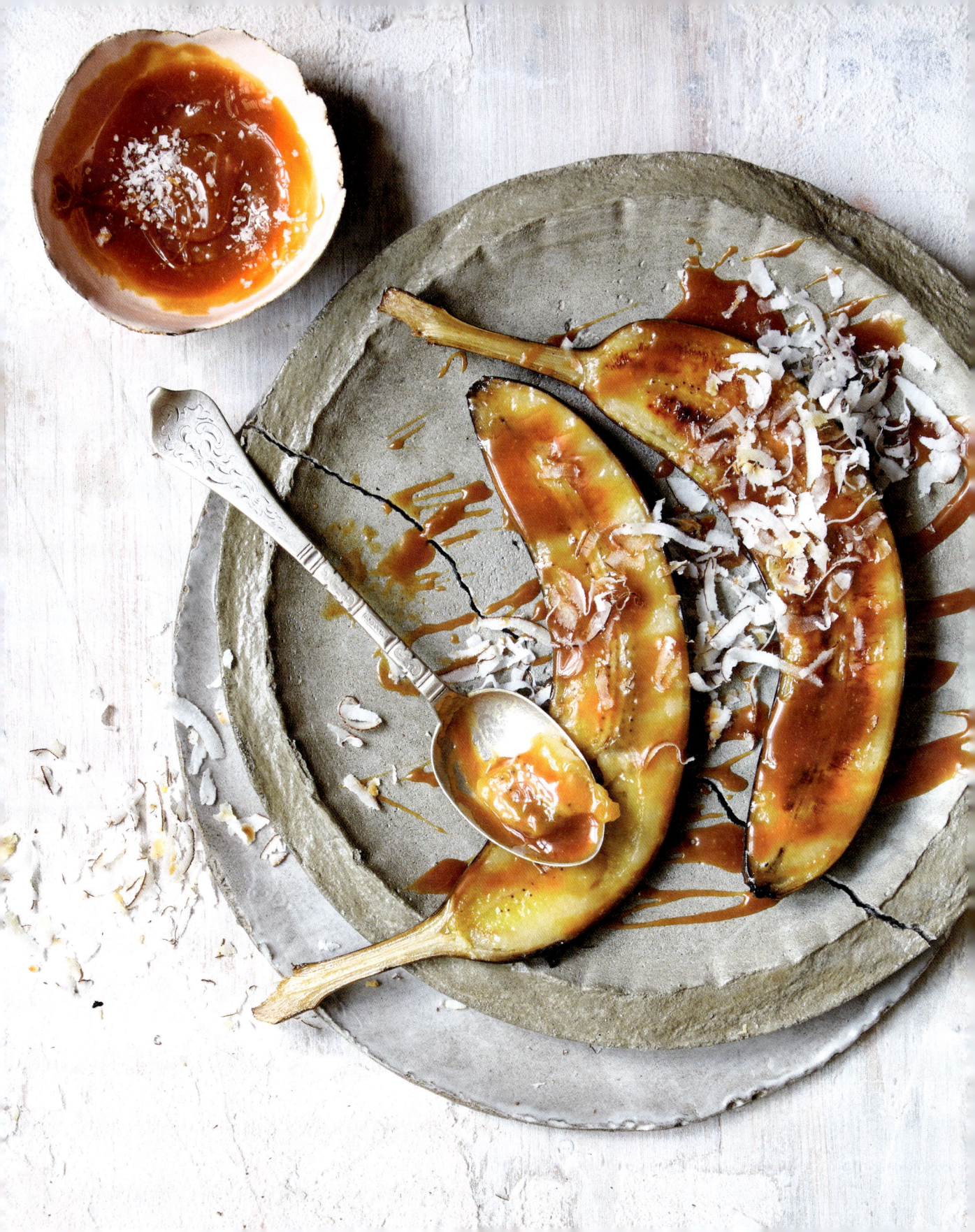

EIS-SMOOTHIE

mit Vanilleeis

*Erfrischende Drinks selbst zu machen, ist viel leichter,
als man denken mag. Mit frischen Früchten und einer Portion Vanilleeis
erreicht man nicht nur einen tollen Geschmack, es ergeben sich auch
geniale Farbkombinationen, die echt was hermachen.*

ERGIBT 6 GLÄSER
15 MINUTEN

**FÜR DEN BROMBEER-
SMOOTHIE**
100 g Brombeeren
½ Zitrone
50 ml schwarzer
  Johannisbeersirup

**FÜR DEN MANGO-
SMOOTHIE**
1 Mango
50 ml Holunderblütensirup

1 l Mineralwasser mit
  Kohlensäure
500 g Vanilleeis

Die Brombeeren waschen und abtropfen lassen. Die Zitrone auspressen und den Saft mit Brombeeren und Johannisbeersirup pürieren.

Die Mango schälen und Fruchtfleisch vom Stein schneiden, dann grob würfeln. Mit Holunderblütensirup pürieren.

Brombeer- bzw Mangopüree jeweils auf drei große Gläser verteilen und bis zu einem Drittel mit Mineralwasser auffüllen. Mit einem Löffel verrühren. Zwei Kugeln Vanilleeis in jedes Glas geben und mit Mineralwasser auffüllen, bis der entstehende Schaum über dem Glas steht. Sofort servieren.

*Bevor du deinen leckeren Eis-Smoothie trinkst,
nimm dir einen Moment Zeit und mache dir
Gedanken darüber, wie glücklich du bist, dass du
so leckere Dinge essen und trinken kannst.*

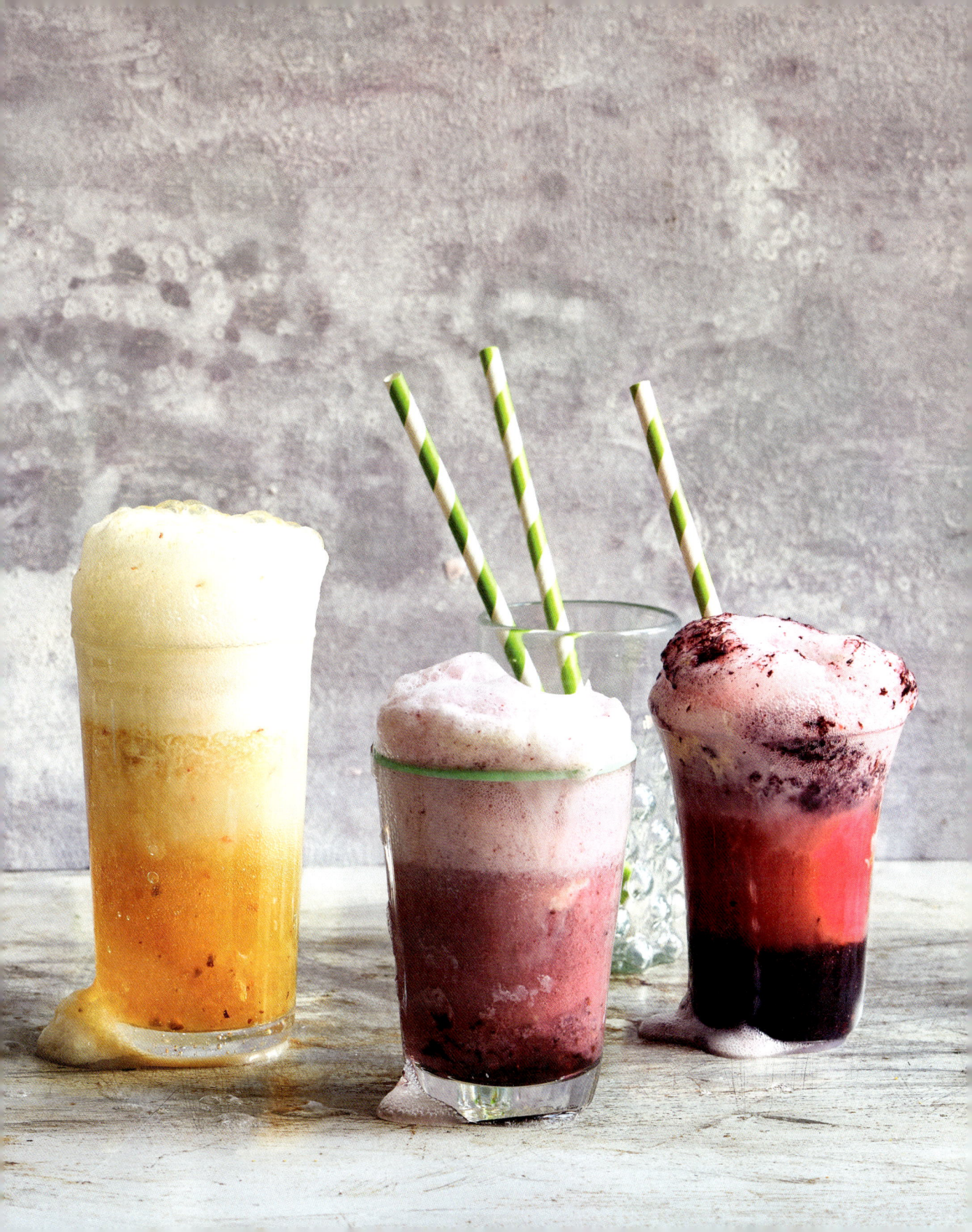

GOLDENE MILCH

FÜR 2 PERSONEN
15 MINUTEN

250 ml ungesüßter
   Mandeldrink
1 EL Honig
1 EL Kokosöl
1 Stück Kurkuma (2–3 cm)
1 Stück Ingwer (2–3 cm)
1 Zimtstange
¼ TL schwarze Pfefferkörner
1 Prise gemahlener Zimt
1 Prise gemahlene Kurkuma

In einem Topf den Mandeldrink mit 250 ml Wasser, Honig und Kokosöl verrühren. Kurkuma und Ingwer schälen und in feine Scheiben scheiden. Beides mit der Zimtstange und dem Pfeffer in den Topf geben und unter gelegentlichem Rühren kurz aufkochen. Die Hitze reduzieren und alles noch 10 Minuten weiterköcheln lassen. Durch ein feines Sieb geben, auf zwei Becher verteilen und mit gemahlenem Zimt und gemahlener Kurkuma bestäuben.

Die goldene Milch hält sich gut verschlossen bis zu 5 Tage im Kühlschrank. Vor dem Verzehr wieder aufwärmen.

HOT SPICED APPLE JUICE

FÜR 2 PERSONEN
15 MINUTEN

1 Bio-Orange
400 ml naturtrüber Apfelsaft
1 Sternanis
1 TL Kardamomkapseln
1 TL grüne Pfefferkörner
1 TL Pimentkörner
1 Zimtstange

Die Orange heiß abbrausen, trockentupfen und mehrere größere Stücke Orangenschale abschneiden. Die Orange halbieren und auspressen. In einem Topf Apfelsaft, Orangensaft, -schale und Gewürze 10 Minuten köcheln lassen, bis alle Gewürze ihren Geschmack entfaltet haben. Durch ein Sieb geben, in zwei Gläser füllen und heiß servieren.

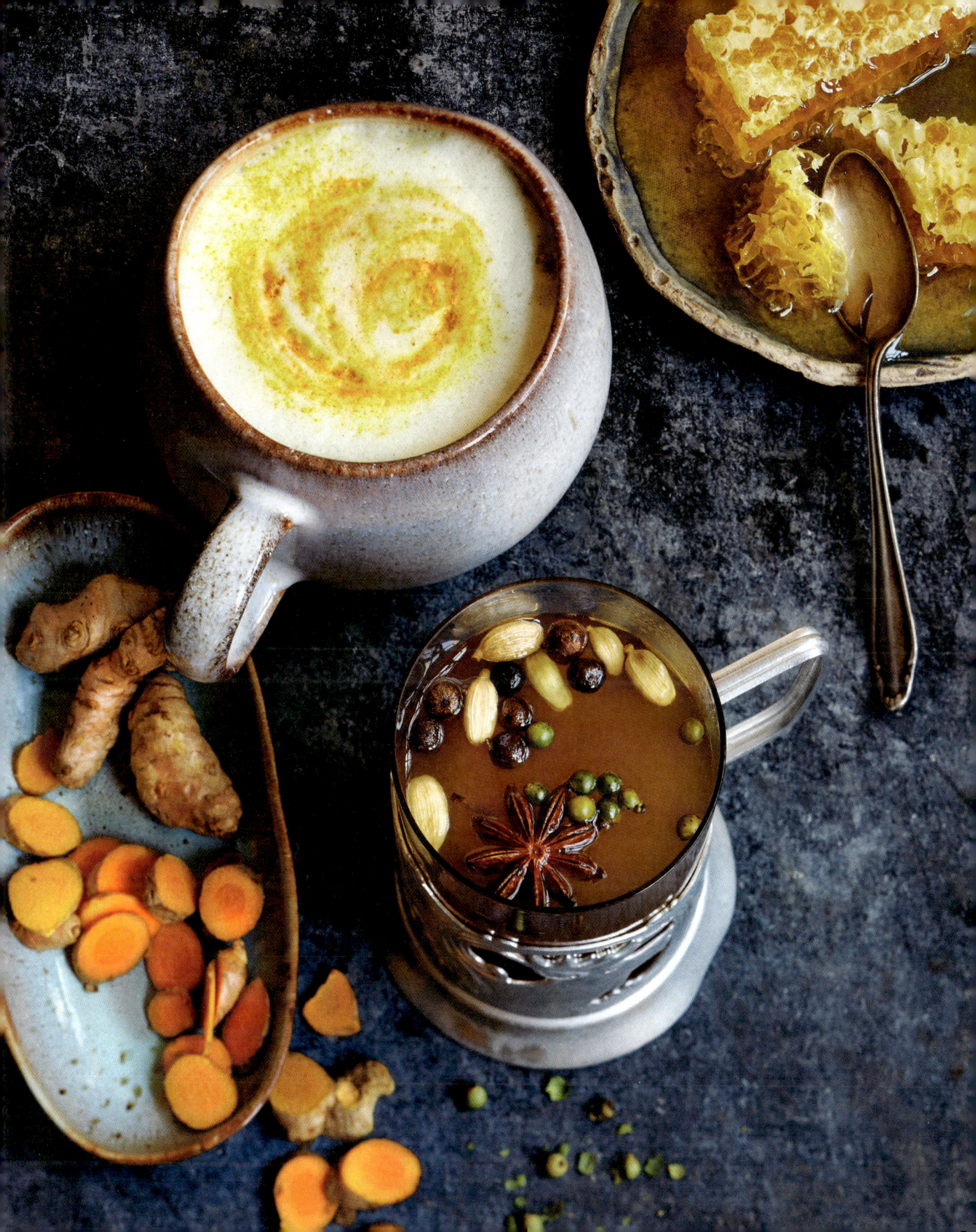

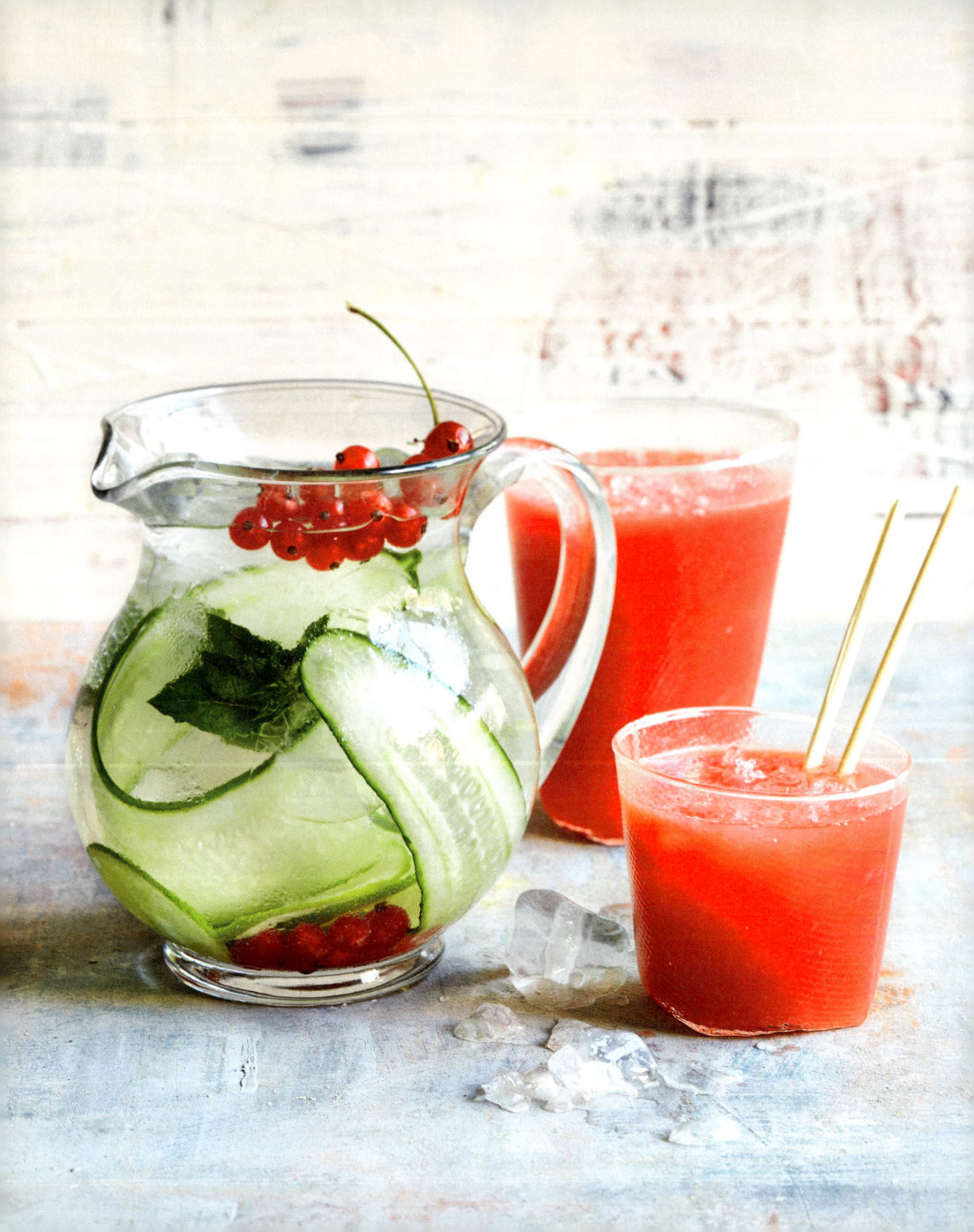

WASSERMELONEN-LIMONADE

FÜR 2 PERSONEN
10 MINUTEN

1 kg Wassermelone
1 Zitrone
250 g Himbeeren
200 ml Kokoswasser
1 EL flüssiger Honig
Crushed Ice

Die Melone in Spalten schneiden, schälen und das Fruchtfleisch in große Stücke schneiden. Kerne entfernen. Die Zitrone auspressen. Die Himbeeren waschen und abtropfen lassen. Wassermelone, Himbeeren, Kokoswasser, Zitronensaft und Honig zusammen pürieren. Das Püree durch ein Sieb streichen. Crushed Ice in Gläser geben und die Limonade darüber verteilen.

AGUA FRESCA

FÜR 2 PERSONEN
10 MINUTEN

½ Gurke
3 Bio-Limetten
3 Stängel Minze
1 Handvoll Johannisbeeren
1 Stück Ingwer (3 cm)
Eiswürfel

Gurke, Limetten, Minze und Johannisbeeren waschen. Die Gurke längs in dünne, lange Scheiben schneiden. 2 Limetten auspressen und den Saft beiseitestellen. Die übrige Limette in dünne Scheiben schneiden. Den Ingwer schälen und in Scheiben schneiden.

Gurken-, Limetten-, Ingwerscheiben, Minzestängel und Johannisbeeren in einen Glaskrug geben, Limettensaft dazugießen. Erst zur Hälfte mit Eiswürfeln, dann mit Wasser auffüllen.

INGWER-KRÄUTER-SIRUP

FÜR 2 PERSONEN
1 STUNDE

3 Bio-Zitronen
1 Stück Ingwer (2–3 cm)
200 g Zucker
einige Stängel Kräuter (z. B.
  Minze, Rosmarin, Thymian
  oder Zitronengras)

Die Zitronen heiß abbrausen, trockentupfen und die Schale von 1 Zitrone fein abreiben. Alle Zitronen auspressen.

Den Ingwer schälen und längs in dünne Scheiben schneiden. Mit 100 ml Wasser, Zitronensaft, -schale und Zucker in einem Topf aufkochen, dann bei mittlerer Hitze etwa 20 Minuten köcheln lassen, bis der Mix dickflüssig wird. Den Topf vom Herd nehmen. Kräuter waschen, trockenschütteln und in den Sirup geben, 30 Minuten ziehen lassen.

Den Sirup durch ein feines Sieb geben und in eine Flasche abfüllen. Nach Belieben Ingwer und Kräuterstängel zufügen.

Zum Verzehr 2 EL Sirup über Eiswürfel in ein Glas geben und mit Mineralwasser auffüllen. Dazu passt eine Zitronenspalte. Im Kühlschrank aufbewahrt hält sich der Sirup etwa 1 Woche.

RHABARBER-HIBISKUS-SIRUP

FÜR 2 PERSONEN
1 STUNDE 10 MINUTEN

500 g Rhabarber
250 g Zucker
50 g getrocknete
  Hibiskusblüten

Den Rhabarber putzen, schälen und würfeln. In einen Topf geben und mit Zucker bestreuen, 30 Minuten ziehen lassen. Dann die Hibiskusblüten und 300 ml Wasser zufügen und alles bei mittlerer Hitze 20 Minuten köcheln lassen, bis der Rhabarber zerfällt. Durch ein Sieb in einen Topf geben. Den Sud erneut aufkochen und in eine Flasche füllen. Im Kühlschrank hält er sich etwa 1 Woche.

Zum Servieren etwas Sirup in ein Glas über Crushed Ice schütten und mit Mineralwasser auffüllen.

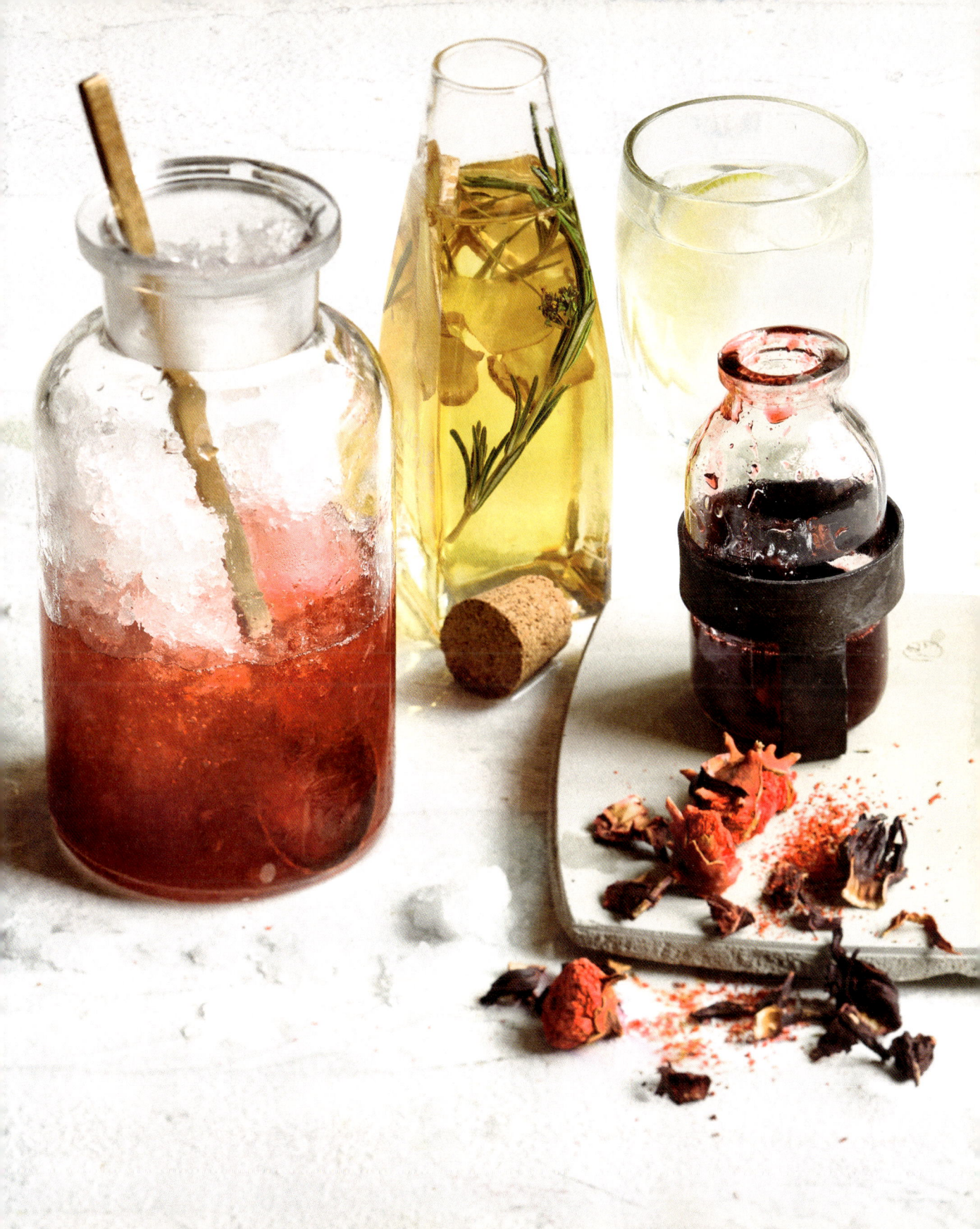

REGISTER

NOCH MEHR GENIESSERREZEPTE

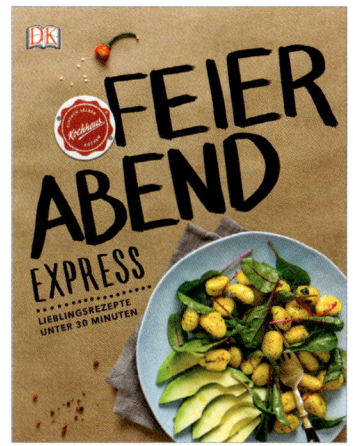

ISBN: 978-3-8310-3358-4
€ 19,95 [D] € 20,60 [A]

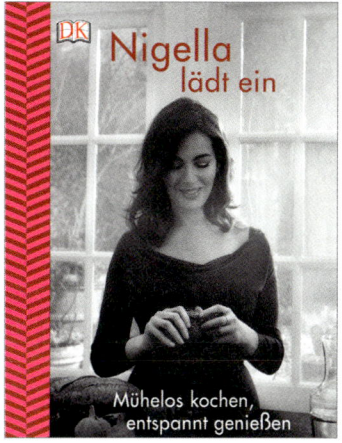

ISBN: 978-3-8310-3585-4
€ 24,95 [D] € 25,70 [A]

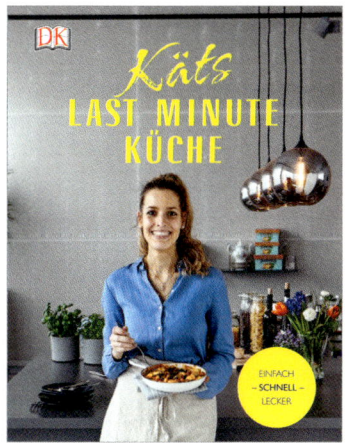

ISBN: 978-3-8310-3507-6
€ 19,95 [D] € 20,60 [A]

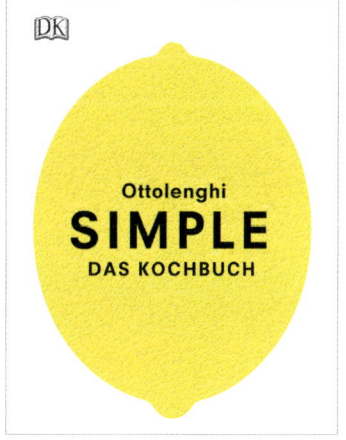

ISBN: 978-3-8310-3583-0
€ 28,00 [D] € 28,80 [A]

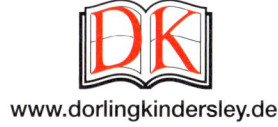

www.dorlingkindersley.de

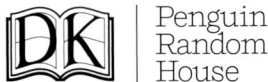

Texte Bastienne Neumann
Rezepte Natasha van Velzen, Meike Bergmann
Fotografie Meike Bergmann
Foodstyling Natasha van Velzen
Coverfoto Meike Bergmann
Lektorat Jutta Schmolke
**Innengestaltung, Covergestaltung, Typografie,
Illustrationen Innenteil, Realisation** Veronika Schmidt
Illustration Cover iStockphoto.com: solar22

Für den DK Verlag:
Programmleitung Monika Schlitzer
Redaktionsleitung und Projektbetreuung Anne Heinel
Herstellungsleitung Dorothee Whittaker
Herstellungskoordination Arnika Marx
Herstellung Christine Rühmer

ISBN 978-3-8310-3731-5

Repro Farbsatz, Neuried/München
Druck und Bindung TBB, a.s., Slowakei

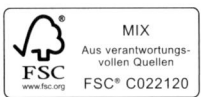

MIX
Aus verantwortungs-
vollen Quellen
FSC® C022120

www.dorlingkindersley.de

Hinweis
Die Informationen und Ratschläge in diesem Buch
sind von den Autorinnen und vom Verlag sorgfältig
erwogen und geprüft, dennoch kann eine Garantie
nicht übernommen werden.
Eine Haftung der Autorinnen bzw. des Verlags
und seiner Beauftragten für Personen-, Sach- und
Vermögensschäden ist ausgeschlossen.

Soweit nicht anders angegeben, beziehen sich die
Temperaturangaben für den Ofen auf Ober- und
Unterhitze. Bei Umluft verringert sich die Temperatur
um etwa 20 °C. Beachten Sie hierzu gegebenenfalls
auch die Angaben des Herstellers.